WAC BUNKO

だから、これまでの健康・医学常識を疑え!

和田秀樹

WAC

まえがき

医学の世界では、これまでなら考えられなかったような論争が起きています。

これまではがんが見つかったら、手遅れでない限りは取ったほうがいい、あるいは化学療法であれ放射線治療であれ、可能な限りの治療をしたほうがいいという考え方が当たり前だったのですが、近藤誠先生のように、放置したほうがむしろその後のＱＯＬ（生命の質）も高いし、長生きできることも多いと主張する人が注目を集めています。

また、二〇一四年には人間ドック学会が、百五十万人の健診受診者の中から健康人を選び出すことによって、健康と言える人の検査結果の基準値が旧来のものと大きく違うことを発表しました。

それによると、旧来は一九九㎎／dℓまでが正常とされていたコレステロール値が、二五四までは大丈夫。肥満度を表すBMIという指標も二二くらいが標準体重とされていたのが、男性は二七・七までは健康の扱いを受けることになっています。

これらの提言に対して、旧来の学会や、いろいろな臓器の学界の権威と言われる人は激しく反論しているわけですが、一つ言えることは、反論する側が大規模な長期予後のデータを持っていないということです。

例えば肥満に関しては、宮城県で行なわれた大規模調査によると、やや太めの人が一番平均余命が長いというデータが出されているわけですが、メタボの研究者たちは、この手の疫学データを持っておらず、海外のデータや動物実験などの理論に基づいて反論しているわけです。

権威を素直に信じる人（そういう人たちが群馬大学で手術を受け、殺されたような形になったにもかかわらず、長い間訴えることがなかったのでしょうが）はともかくとして、多少統計データを大切にする人にとって、どっちを信じていいのか混乱するのはもっともな話です。

私たち医師は長らく、患者を少しでも長く生かしてあげるのが本来の仕事だったのですが、最近になり終末期と見られる（どこからが終末期なのか定義が実は曖昧《あいまい》です）、特に高齢者の患者さんには、無意味な延命治療はやめようとか、苦しみから解放してあげようという、尊厳死という考え方が強まってきました。

これは一見まっとうな議論なのですが、意識のない患者さんが果たして本当に苦しんでいるかわかりませんし、死にたい、辛いという患者さんを死なせてあげればいいというのも、同じように死にたい、辛いという、うつ病やうつ状態の患者さんをなるべく死なないように頑張ってきた精神科医の立場からはしっくりこないところもあります。苦しみの中で死にたいと言う患者さんの中には、うつの人も混じっている可能性が大きいからです。

そして、元気なうちは寝たきりになってまで生きていたくないというものですが、実際に寝たきりになってみると生への執着を見せる（これは生物として自然なことだと思いますが）人のほうがむしろ多い印象です。認知症の患者さんなどは、ある種の子供返りのせいか、かえって死を怖がる人が増える印象です。

一方で、苦痛が本当にひどい場合は、無理な延命をしないほうがいいだろうと感じることも確かにあります。

こちらのほうは、医者の立場からなるべく長生きさせたほうがいいのか、生命の質を大事にしたほうがいいのか、悩むところになりました。

本書は、このような医学や医療の世界のパラダイムシフトの中で、私が考える、ある種の解決を見出そうとしたものです。

それは、寝たきりや終末期になって初めて、尊厳や生命の質、あるいは、患者さんの意志が尊重されるが、普段の医療でもそれが尊重されるべきだし、患者さんの自己決定に委ねられるべきだということです。

外科の世界では、すでにそれに近いことがなされています。インフォームド・コンセントというものです。手術を受ける際に、それによって生じるメリットやデメリット、長生きはできるにしても術後、どの程度、体の機能が損なわれるかなどの説明を受けた上で、手術をするかどうかは患者さんが決める、いわゆる「正しい情報を伝えられた上での同意」というものです。

ところが内科の世界では、例えば集団検診で高血圧が見つかると、ほとんど説明も受けずに、血圧を下げる薬を飲まされたり、塩分制限などが強要されたりします。

確かに、血圧を下げたほうが死亡率や脳卒中になる確率は下がるかもしれませんが、血圧を下げる薬を飲むと多くの人は、元の血圧が高い状態よりだるい感じになるし、塩辛いものが好きな人は、その後の人生で味気ない食事をずっととり続けないといけないことになります。

だったら、少し長生きできなくてもいいから、生命の質を大事にしたいと考えるのは当然の選択のはずです。周囲がその意思を想像してあげる。寝たきりの人や意識がない人と違って、この選択は今は意識もしっかりしており、判断力もしっかりしているはずの人によるものなのですから。

さらに言うと、前述の人間ドッグ学会の提言でも問題になったように、現在の医学常識や健康常識が本当にあてになるのかわからないという問題もあります。

長生きするつもりで我慢、我慢で生きてきたら、大規模調査の結果、実際はその健康常識が違っていたということは十分にあり得ることです。あるいは、遺伝子の解析が進めば、例えばタバコを吸っていてもがんにならない人なども予想できるようになるかもしれません。そういう人はタバコを我慢するだけ損ということになりかねません。

子供が小さいうちは、子供が成人するまでは多少の我慢をしても長生きを第一に考えないといけないかもしれませんが、ある程度自分の命は自分で決めていい年代になれば、生命の質や尊厳を考えた医療の選択をしたほうが、後悔がないのではないかというのが私の提言です。

もちろん、そのためには情報は多いに越したことはありません。

インフォームド・コンセントについても、ただ説明を受けただけでなく、正しい（何が正しいのかわからないのが問題なのですが）説明を受けた上での同意ということがポイントとなります。

そういう点で、私も集められるだけの情報を盛り込むことにしました。

もちろん、これでは中途半端な点はあるでしょうが、今はインターネットを含めていろいろな情報が集められるはずです。

本書をヒントにされ、これから自分がどのように健康（精神的な健康を含みます）や、長生き（これを選ぶのがいけないというつもりは毛頭ありません）のための自己決定をされるのかを一度考えるきっかけになれば著者として幸甚この上ありません。

末筆になりますが、本書の編集の労をとっていただいたＷＡＣの松本道明局長と加藤貴之氏にはこの場を借りて深謝いたします。

平成二十七年八月

和田秀樹

目次

だから、これまでの健康・医学常識を疑え！

第2章　長生きしたい人は、従来の健康常識を疑え

第3章　「古い薬より新薬のほうがいい」は間違い

第4章　免疫力を高める栄養と気分を軽く見るな

第5章　「いい医者」「悪い医者」の見分け方

第6章　「いつまでも若くいたい」と思って美容医療を受けていい

第7章　医学常識は覆されて当たり前

編集協力／加藤貴之
装丁／神長文夫＋柏田幸子

第1章

間違いだらけの内科医療

リスクの説明もなく、一生飲み続けなければいけない薬を出される

医療の世界で、私が一番問題だと思っていることは、患者さんが自分の受ける医療を決める仕組みになっていないことです。外科の分野ではインフォームド・コンセントが進んできましたが、内科分野では、インフォームド・コンセントも行なわれずに医者の言うがままの医療が行なわれています。

医者「血圧が高いですね。血圧を下げる薬を出しておきましょう」
患者「わかりました。ありがとうございます」

医者に対して「先生、ちょっと待って下さい。もっと説明をして下さい」と言える患者さんはまずいないでしょう。説明もなく薬を出されて、言われたままに薬を飲んでいる人がほとんどです。

良心的な医者はある程度の説明はしますが、せいぜい「薬で胃腸障害が出ることもあります」と言う程度です。「血圧を下げると、体がだるくなったり、ふらついたりすることがあるかもしれません」「この薬は、一生飲んでもらうことになるかもしれません」と説明してくれる医者はまずいません。

薬による生活への影響のことなどまったく知らずに薬を飲んでいる人はたくさんいます。薬の説明書に気を付けるべきことが書いてありますが、誰もが読んでいるわけではありません。多くの人は、「医者が出してくれたのだから、これを飲んでいれば大丈夫だろう」と思って医者を信用して薬を飲んでいます。

検査数値が基準値を外れていれば、一律に薬を出され、その薬を一生飲み続ける。そこには個人差やライフスタイルの違いはほとんど考慮されていません。治療を受ける側の意向もまったく反映されていません。リスクの説明もありません。

今の内科医療は「検査数値至上主義」で、数値を正常値にすることばかりに目が向いていて、患者さんの意向や個人の事情はほとんど無視されています。それで本当にいいのでしょうか。

受けたい治療を自分で決める医療を「自己決定医療」と私は呼びたいのですが、今の医療は、自己決定医療になっていません。

そもそも医療というのは、医者が決めるものでなく、医療を受ける人が決めるものです。人それぞれ生き方、価値観は違うわけですから、当然医療に対する考え方も違います。どういった医療が良いかは医者が押し付けるようなことではありません。「私はこんな生き方がしたい」という希望に合わせて医療を選択できるようになってもいいはずです。

自分の生き方に合った医療を選んだほうがいい

これからの医療は「医療を利用する人」が主体になるべきです。自分の望む生き方の中で、医療をどう位置付け、どう利用してその生き方を実現するかという考え方が大事だと思います。

人は、いつまでも老化しないで若くいたい、無理な節制をしないで楽しく生きたい、長生きしたい、ずっと健康でいたい、などいろいろな希望を持っています。それらをすべて実現できればいいのですが、現実にはすべてが望み通りになることはまずありません。どれかを捨てて、どれかを選ばなければならないこともあります。多くの場合、「細く長く」、「太く短く」、「その中間」の三つくらいのケースに分けられます。

一　節制して、健康で長生きしたい
二　長生きできなくてもいいので、無理な節制はせず日々楽しく生きたい
三　長生きできるかどうかわからないけれど、多少節制して、ほどほどに楽しく健康的に生きたい

一番は長生きを最優先する生き方です。二番はＱＯＬを重視した生き方。三番はその中間くらいの生き方です。

今の医療は、死ぬ間際になるまでほぼすべて一番です。長生きすることが何よりも優先され、他の選択肢はまったく提示されません。もちろん、多くの人は長生きしたいと思っていますが、「節制して」という部分に関しては価値観が分かれるところです。お酒はダメ、

タバコはダメ、甘いものはダメ、塩分はダメ、食事を減らせ、毎日運動しろ……と、大変なことばかりです。

「こんな大変なことをするくらいなら、長生きなんかできなくてもいい」と二番目の生き方のほうがいいと思う人もいるでしょう。あるいは、「タバコはやめてもいいけど、お酒はやめたくない」、「甘いものはやめるけど、食事は減らさなくてもいいだろう」と、少しだけ節制をして三番目の生き方を選ぶ人もいると思います。

当面の間は節制せずに楽しい生き方をし、定期的な検査だけは必ず受けて、もし調子が悪くなってきたら、節制する生活に変えるという選択もあるでしょう。いずれにしても選ぶのは自分です。

最大の問題は、医者が一番目の長生きを最優先することを前提に薬を出すことです。しかも、検査数値だけでそれは判断されています。検査数値が正常値を外れていたら、正常値に収めるためにほぼ自動的に薬が処方されます。

延命には役立つのかもしれませんが、血圧や血糖値を下げる薬を出されて体がだるくなってしまって、生活を楽しめなくなってしまうこともあります。ＱＯＬを重視したい人にとっては「こんな生活をいつまで続けなければいけないんだろうか」と不安に思うはずです。

手術の同意書は、病院や医者が訴えられないための保証書

外科分野ではインフォームド・コンセントが当たり前になってきました。これはとても良いことだと思います。しかし、内科分野ではインフォームド・コンセントは行なわれていません。内科治療は、毎日の生活に大きな影響を及ぼしますから、本来インフォームド・コンセントは内科分野にこそ必要なものです。

実は、日本の外科医は結構優秀で、日本は世界の国と比べると手術ミスが圧倒的に少ない国です。日本人の特性なのか、丁寧に仕事をする外科医が多く、あまりミスをしません。ときどきマスコミで報じられる手術ミスのケースは全体の中ではごく一部の例外的なケースです。

手術ミスをしないこと自体はすばらしいことですが、それゆえに患者さんに対してきち

んと説明をしてこなかったという負の側面もあります。「手術はうまくいく」と思っているために、説明をするにしても雑な説明しかしていませんでした。

手術ミスをしなくても、ある確率で死に至る可能性があるのですが、それについて説明することはまずありませんでした。そのため、手術中に亡くなったときに、遺族は「医者のミスで死んだ」と思ってしまうこともありました。

そこにアメリカから入ってきた考え方がインフォームド・コンセントです。患者さんにきちんとメリットとリスクを説明した上で、患者さんが同意をして手術をするというものです。アメリカの健康保険の主体は公的保険ではなく民間保険です。労働者は雇用主と分担して民間の生命保険会社に保険料を納め、治療を受けた場合には民間保険会社から治療費が支払われます。

民間の保険会社は支払いをできるだけ抑えたいので、医療行為について厳しくチェックします。無駄な医療行為が行なわれていたり、無駄な薬が処方されていた場合には、保険会社は医療機関に対して支払いを拒否します。それで、アメリカの医者は保険会社を納得させられるように、外科分野においても内科分野においてもエビデンス（科学的根拠）のある治療をするようになりました。また、治療を受ける患者さんに対してはインフォームド・コンセントを行なうことが普及しました。

これが日本にも導入されて、外科手術を受ける際には医者から治療の効果とリスクが説明され、同意書にサインをした上で手術を受ける形になっています。

ただし、インフォームド・コンセントが本当に有効に機能しているかどうかは別問題です。医者が丁寧に説明して、患者が同意書にサインをしますが、きちんと理解してサインしているのかどうかはわかりません。多くの人は「医者がそう言うのだから」と思って、あまり理解せずにただ同意書にサインをしています。実態としては、インフォームド・コンセントの同意書は、患者さんの納得の証ではなく、医者や病院が裁判に訴えられないために保証書を取っているようなものです。

しかも、日本で行なわれているインフォームド・コンセントは、手術中のリスクについての説明はありますが、術後の体力面・生活面などのリスクについては説明していないケースが少なくありません。そういう意味では中途半端なインフォームド・コンセントです。

それでも外科の場合はインフォームド・コンセントをするだけ、まだ良心的と言っていいでしょう。

それに対して、内科ではまったくインフォームド・コンセントが行なわれていません。内科の治療でも死亡する可能性はありますし、副作用による健康障害もあります。にもかかわらず説明が十分に行なわれていないのが実状です。

患者の年齢が違えば、治療に対する考え方が違って当然

私たちが受けている健康診断の基準は一律の数値基準に基づいています。そこには年齢についての考慮はありません。

血圧が基準値を上回っていれば、何歳であっても「血圧が高いですね。血圧を下げたほうがいいですよ」と言われます。しかし、同じ血圧の数値でも年代によって健康や生活に与える影響は違ってきます。

三十代くらいの人で高血圧になる人は少ないですから、血圧の基準値を上回っていれば、

同世代の健康状態と大きく違っています。健康障害を防ぐために医者が治療を勧めるのは当然のことだと思います。

また、三十代の人は、これから子供を作る人もいるはずですし、子供がいてもまだ小さいでしょう。子供が成人するまでに死ぬのは自分にとっても家族にとっても辛いことですから、生活を節制し血圧を下げる薬を飲んで健康状態を整えることを医者が勧めたとしても妥当な判断です。それでも、節制したくない人、薬を飲みたくない人もいるかもしれませんので、最終的に決めるのは本人です。

五十代の人で血圧が高い場合はどうでしょうか。子供が成人してすでに社会に出ている人の場合は、もう子育ても終わっています。そういう人は、今後の自分の人生や生活をどうするかによって医療を決めていいのではないかと思います。三十年間薬を飲み続けて平均寿命より長生きするよりも、五十代以降の日々の生活を楽しみたいという人もいるはずです。

七十代で血圧が高い人の場合はどうでしょうか。血圧は気になるでしょうから、薬を飲んで長生きしたいという人はたくさんいると思います。しかし、薬を飲んでみたら体がだるくなり、ふらつくようになったという場合には、少し命が短くなってもいいから薬をやめたいと思うかもしれません。薬を飲み続けるかどうかを決めるのは、医者ではなく本人です。

「寝たきりの人は延命を望んでいない」は大きな間違い

世の中の間違った認識の一つに、寝たきりの高齢者に対する見方があります。「寝たきりになった人は、もう生きていても何の楽しみもないから、長生きしたいとは思っていないだろう」と思っている人がいます。

しかし、寝たきりの人に話を聞くと、特に家族との関係がいい人の場合などは、「死にたくない、もっと長く生きたい」という人もたくさんいます。

こちらが勝手に「長生きしたくないだろう」と決め付けるのは間違っています。若い人だろうと、中高年だろうと、高齢者だろうと、超高齢者だろうと、人それぞれ希望がありますからそれを尊重すべきです。

年齢や病気の状態で区切って、例えば、「延命治療はしない」という風に一律の医療を押し付けるのは正しい医療とは言えません。何歳であろうと、生き方は自分で決めるものであり、それをできるだけ支援していくのが医療の役割です。

医者にとって「どんな医療が良いか」というのは、医学的に良いと思われる医療のことです。一方、患者さんにとってのそれは、「自分がどんな生き方をしたいのか」という価値観と密接に関わっています。

医者にとっての良い医療と、患者さんにとっての良い医療が一致しているとは限りません。それなのに、医者は自分たちの医学常識に基づく医療を患者さんに押し付けているのが実状です。

その医学常識自体も、本当に正しいものか怪しくなっています。それについては次章以降で詳しく述べたいと思います。

患者の主観が無視され、客観データだけが重視される医療

医者が考えている健康というのは、検査数値が正常値に入っていることです。検査数値が正常値から外れていると「健康ではない」と見なします。

しかし、WHO（世界保健機関）の定義している健康はまったく違います。

Health is a state of complete physical, mental and social well-being and not merely the absence of disease or infirmity.

健康とは、病気ではないとか、弱っていないということではなく、肉体的にも、精神的にも、そして社会的にも、すべてが満たされた状態にあること（日本WHO協会訳より）。

ここには「検査数値が正常であることが健康だ」とはどこにも書いてありません。検査

数値が正常であっても、体がだるければ肉体的に満たされているとは言えません。また、食べたいものを我慢して辛い思いをしているのであれば、精神的に満たされているとは言えませんので、これも健康とは言えません。

この定義には、健康とは「病気ではないということではない」と明確に書いてあります。病気であっても良好な生活を送っている人なら健康と言っていいでしょうし、病気がなくても満足な生活ができていなければ健康とは言えないのです。

日本の検査数値至上主義は、病気がなければ健康だという考え方に基づいています。しかし、健康と病気はそもそも対立概念ではありません。

医者の影響を受けているのか、健康産業、健康食品業界などは、みな数値にこだわっています。「この健康食品をとるとコレステロール値がこれだけ下がる」とか「この運動をすると体重がこんなに減る」といった宣伝文句が目立ちます。昔の「元気ハツラツ」と違って、生活が満ち足りていることよりもデータが正常であることが重視されているのです。

多くの医者は、検査数値至上主義という信仰に近いものを持っていますから、数値の正常化のみにこだわり、健康の重要な要素である満たされた生活というものにはまったく目を向けていません。

そもそも生活が満たされているか否かというのは主観の問題です。例えば、『五体不満足』（講談社）の著者の乙武洋匡《おとたけひろただ》氏は、本人が満足して生きているのであれば、WHOの定義では健康ということになります。外から見て決める客観的な問題ではないのです。

検査の数値が正常になっても、生命の質が上がるとは限らない

哲学的な言い方になるかもしれませんが、我々人間は主観的な生き物です。その前提が外されてしまって、客観的な生物であると見なされているのが現在の医学です。

このように人間を客観的な生物と見なせば、数値が正常にあるに越したことはありません。医者たちは数値を正常値に収めようとして、薬を出し治療を続けます。

しかし、健康というのは良好な生活を追求するものですから、本来は主観的なものであるということが忘れられてしまっています。

近年、目を向けられるようになってきたＱＯＬというのは、主観的に感じる生命の質で

す。ＱＯＬを外部から客観的に決めようとすると優生学になってしまい、「ＱＯＬの低い人は生きていても仕方がない。生きる価値がない」という結論につながってしまいますが、ＱＯＬはあくまでも主観です。客観的に決めることができないものです。

それに検査数値を正常値に戻したからといって、必ずしもＱＯＬが高まるわけではありません。例えば、血圧の高い人が薬を処方されて検査数値が正常値に収まるようになったとします。しかし、血圧というのは人間の活力とも関係してきますので、数値は正常値に下がったけれども、体はだるさを感じるようになることがあります。

あるいは、「塩分を控えて下さい」と言われて、減塩食を食べるようになり、検査数値は良くなったとします。しかし、毎日の食事が味気なくて、まったくおいしく感じないというケースもあるでしょう。体がだるく、食事をおいしく感じないのであれば、主観的には満たされた状態ではありません。これを健康な状態と呼ぶことはできないはずです。

もちろん、検査数値を正常値にしたい患者さんもたくさんいます。客観的に検査数値が正常値になることを取るのか、主観的に満たされた状態を取るのかは、患者さんが選択していいのではないか、というのが私の提言です。

がんの痛みに耐えるか、痛み止めのモルヒネを使うか

二十世紀以前の医療のほとんどは対症療法で、処方される薬はほぼ一〇〇%そのための薬でした。中国の漢方薬だけは、体質改善を目指すという、西洋とは違ったコンセプトの薬でしたが、西洋医学では症状を和らげる対症療法の薬が出されていました。病気の原因がまだ解明されていませんでしたので、痛みを取る、楽にすることが重要とされていたのです。

二十世紀に入り、様々な感染症の原因が特定されてくると、ワクチンができ、抗生物質で叩けるようになり、医療の状況が大きく変わってきました。また、化学的に血圧を下げられることがわかってきて、薬で血圧を下げることで寿命を延ばそうという考え方が出てきました。

そして現代医学では、対症療法よりも「寿命を延ばすこと」が最優先に考えられるようになってきています。今では、対症療法は古い治療のように思われて、敬遠される傾向が

あります。苦しみや痛みを取る医療が忘れられがちになるのです。

がんの痛みを和らげるのにはモルヒネが使われますが、日本では、その使用量が欧米の五分の一から十分の一くらいです。欧米では、がんになってあと二年くらいしか生きられないとわかったら、がんの痛みを少しでも緩和するためにモルヒネが使われます。

本人の選択の問題ですが、激痛を我慢して二年間生き抜くよりも、痛み止めのモルヒネを使うことで寿命が短くなっても、痛みを少しでも和らげて、その中で人生を全うしたいと考える人がいてもおかしくはありません。

最近は、このような緩和医療、緩和ケアという考え方が少しずつ広がっています。これは、本人の痛みや苦しみをできるだけ取って、残りの命の期間を少しでも人間らしく生きてもらおうという考え方です。できるだけ自分でご飯を食べてもらい、痛みを減らして少しでも笑顔を取り戻してもらうのです。延命は二の次です。

がんで痛み苦しんでいるのであれば、少しでもその痛みを取るためにモルヒネを投与する。がんで体がだるくなっているのであれば、体をしゃきっとさせる効果のあるステロイドを出す。がんを宣告されてうつ状態になっているときには、うつ病の薬を出して元気を取り戻してもらう。食欲が落ちているときには、食欲の出るタイプのうつ病の薬を出す。

食道がんの場合は、がんが進行してくると食道が詰まってしまい、だんだんものを飲み込めなくなります。これまでの治療法は中心静脈栄養法というやり方で、栄養を点滴で補給していました。

しかし、味もわかり、完全にものを飲み込めなくなっているわけでもない状態なのに点滴を使うのはかわいそうだということで、緩和医療では放射線を当ててがんを小さくして、ものを飲み込める状態にします。根治はできませんが、がんが少しでも小さくなれば食道の詰まりが減り、ある程度のものなら飲み込めるようになります。

いずれも根治療法ではなく対症療法ですが、末期がんの状態になって治療が難しい段階になれば、対症療法で痛みを和らげることは意味があります。余命を延ばすことだけが最善というわけではないのです（ただ実際には、緩和治療をやったほうがかえって寿命が延びるという報告が相次いでいます）。

メタボ対策は実質的な「延命治療」

高齢者の延命治療の是非がよく問われています。高齢の寝たきりの人がたくさんのチューブを付けられ、食事は胃瘻《いろう》でとり、呼吸は挿管されてそこから酸素を得て生きている。そんな姿を見て「本来の人間の生き方ではないのではないか」という問題意識が投げかけられています。

最近は多くの病院で、自分のあるいは家族の意思で延命治療をしないことを選択できるようになってきています。本人の意識がなく意思確認ができない状態のときに、医者から「どうしますか？」と聞かれたら、家族が決めなければなりません。家族はこの状態で生きていてもらったほうがいいのか、それとも死を迎えさせてあげたほうがいいのかで、ものすごく悩み苦しみます。延命治療をするかどうかで悩むのは、自分や家族の生き方を考える上で避けられない悩みだろうと思います。

しかし、気が付かないうちに勝手に延命治療が行なわれて、本人も医者もまったく気にしていないケースがあります。それはメタボ治療です。

メタボの人は血圧や血糖値の薬を処方されたり、食事制限や運動を事実上義務付けられたりしますが、これは長生きをするためのものです。つまり、「延命治療しますか、どうしますか?」と聞かれているのと同じですから、実質的には延命治療です。

本来は、ものすごく悩んでもいいはずなのに、医者が有無を言わさず延命治療を選び、患者さんの側もそれを受け入れています。何の不自由もなく延命できるのであればすばらしいことですが、もしかすると薬の副作用や生活への負の影響があるかもしれません。

高血圧や高血糖は、放っておいたらすぐに死ぬというものではありません。徐々にダメージが進行していくものですから、大きな害となって現れてくるとすれば、十年後とか二十年後くらいです。そこから先の命の長さが変わってくるという話です。

例えば、六十歳の人で高血圧の状態だとすると、多くの場合は、薬を飲まなくても七十歳くらいまではあまり変わらずに生活していけます。しかし、そこから先の人生は変わってくる可能性が高くなります。もしかすると、早めに死んでしまうかもしれませんし、運が良ければ百歳まで生きられるかもしれません。

ただし、薬を飲み続け、ものすごく節制して生活していた場合でも、持って生まれた寿命の長さを伸ばせる年数には限界があります。医療や自分の努力によってできることは、自分の本来の命の長さを五年から十年延ばせるかどうか、というくらいではないかと思います（後で説明するように、もっと短いという説が強くなっています）。

血圧や血糖値の薬は一種の延命治療です。その治療を選ぶかどうかは本人が決めるべきものだと私は考えています。患者に拒否権が与えられていないのが、現在の医療の実状です。

第2章

長生きしたい人は、従来の健康常識を疑え

アメリカの医学常識を輸入しているだけの日本の医者

戦後の日本の医療はアメリカをモデルにしてきました。現在日本で普及している医学常識や健康常識はほとんどがアメリカ発のものです。

アメリカのほうが医療が進んでいたのは確かです。しかし、日本に導入する過程で日本とアメリカの違いは無視されてきました。「日本人に当てはまるかどうか」の検証はまったくされないまま、ひたすらアメリカの医学常識が導入されてきたのです。

その典型的な例が「肉を減らせ」という運動です。肉を減らすのは動脈硬化を防いで、心筋梗塞《こうそく》や脳梗塞のリスクを減らすためのものです。

戦争が終わった翌年の一九四六（昭和二十一）年は、日本国民は食料難で苦しんでいました。この年、日本人は肉類を一日に五・七グラムしか食べていませんでした。食料難が落ち着いた一九五五年時点でも、肉類の摂取量は十二グラムでした。その後日本人の食生活は豊かになり、一九八〇年の時点では六十七・九グラム、二〇一三年には八十九・六グラムになりました。

アメリカで肉の摂取を減らす運動が始まったのは一九八〇年代です。当時アメリカ人は一日約三百グラムの肉を食べていました。これは肉の摂り過ぎですから、「肉を減らそう」という運動が起こるのは理解できます。

ところが、日本では一九八〇年代には約七十グラムしか肉を食べていなかったにもかかわらず、アメリカに倣《なら》って「肉を減らそう」と言い出す医者たちが出てきたのです。「アメリカの医学は最先端で、アメリカのやることは正しい」という間違った思い込みによるものです。

当時、日本で肉の摂取量が一番多かったのは沖縄で、沖縄の人は一日平均百グラムの肉を食べていました。その沖縄県がダントツの長寿県でした。沖縄県の人たちよりさらに長寿だったのがハワイの日系人です。その頃、ハワイの人は約百二十グラムの肉を食べていました。そして、ハワイの日系人は沖縄の人より長寿だったのです。

同じ日本人のＤＮＡを持っているのに寿命に差が出たのは、気候の影響もあるのかもしれませんが、肉の摂取量も関係していると思われます。

肉を食べている人のほうが長生きだったということは、日本人はもっと肉を食べたほうがよかった可能性があるということです。それなのに肉を減らすことが良いことであるかのように伝えられ始めました。以来、「肉は悪者」というイメージが定着していきました。高齢者は肉をやめてあっさりしたものを食べたほうがいい、粗食にしたほうがいい、というような風潮です。

「肉を減らせ」は間違い！　元気な高齢者は肉を食べている

みなさんの周りの高齢者をよく観察してみて下さい。肉をパクパクと食べている人は元気で長生きしているのではないでしょうか。

肉は体にとって必要なものです。活力を高め、免疫機能も高めてくれます。元気の源と言ってもいいくらいです。

日本人は二〇一三年の時点でも肉の摂取量は平均九十グラム程度です。アメリカ人は一九八〇年代以降、牛肉の摂取量は減らしたものの、鶏肉をたくさん食べるようになって、結局トータルでの肉類の摂取量は一九八〇年代よりも増えています。アメリカ人と日本人は肉の摂取量がまったく違います。日本人の場合、「肉を減らしたほうがいい」というアメリカの医学常識は当てはまらないのです。むしろ日本人には、肉を食べることによるリスクよりも、肉を食べないことによるリスクがありました。

戦後の一時期はよほどの人以外は肉を食べることができず、みんなが栄養不足でした。肉に含まれるタンパク質の摂取量が少なかったので、血管の弾性（伸び縮みする力）が低くなり、血管の壁が破れやすい状態でした。そこに血圧一六〇～一八〇の血液が流れ込んでくると血管が破れてしまうことがありました。

しかし、今は多くの人が肉を食べ、他の食物からもタンパク質を摂っていますので、血管の弾性が強くなっています。血圧一六〇～一八〇程度なら血管が破れることはありません。もちろん個人差はありますし、脳の動脈に動脈瘤《りゅう》があるような場合には、その部分の血管が破れやすくなっており、血圧一八〇でも破れることはありますが、そういうケースは例外と言えます。

アメリカと違って、戦後の日本人は不足していた肉を食べることによって、リスクが減ったのです。アメリカ人のように肉を食べ過ぎであれば肉を減らすべきですが、肉を摂っていなかった日本人は肉を摂る必要がありました。

アメリカと日本の状況の違いがまったく考慮されないまま、「アメリカの医学は正しい。日本にも必要だ」と思っている医者が多過ぎます。

がんや自殺対策のために、コレステロールを増やしたほうがいい

アメリカは心筋梗塞が死因の第一位ですから、心筋梗塞を減らすことが医療政策の一番重要な点とされています。心筋梗塞を減らすために循環器内科の医者は、肉の摂取を減らし、コレステロール値を下げるように指導しました。

日本とアメリカでは食習慣も主たる死因も違うにもかかわらず、日本の医者はアメリカのまねをして「肉を減らそう」「コレステロールを下げよう」と主張しました。そのためコレステロールが目の敵のようにされてきました。

コレステロールは心筋梗塞のリスク要因ですから、コレステロールを減らせば心筋梗塞

**図1　ガンは低コレステロール
虚血性心疾患は高コレステロールが危ない**

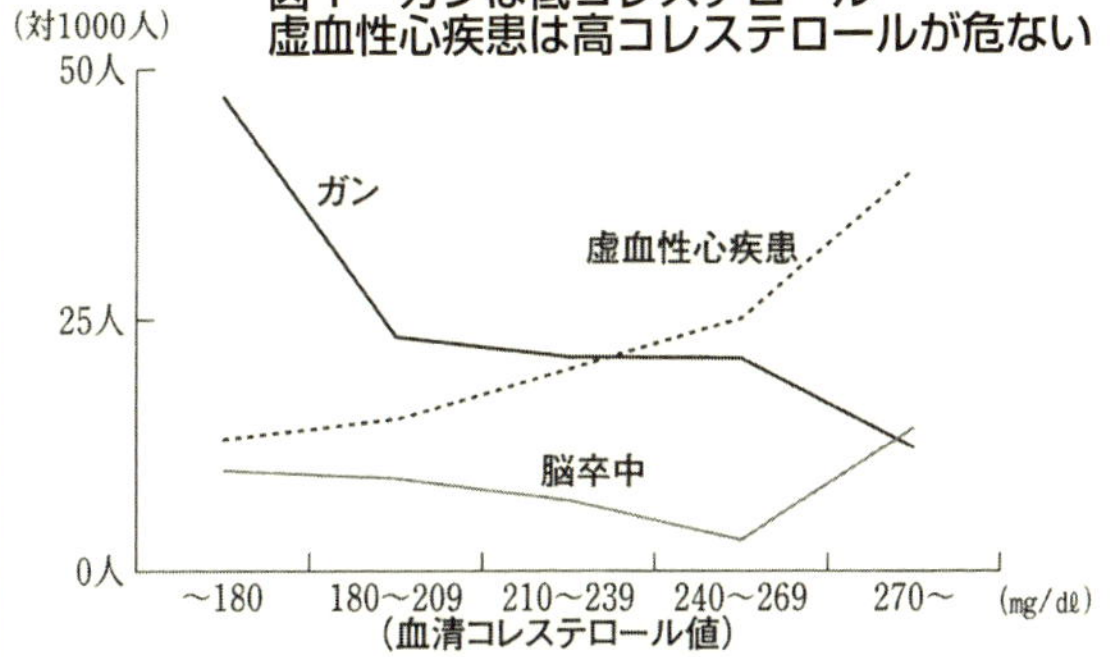

「年齢標準化血清コレステロール値別死亡率」〈Kagan A. et al : Am J Epidemiol, 114, 11, 1981〉を基に作図

が減るのは確かです。しかし、コレステロールには別の一面があります。コレステロール値が高いほど、がんが少なくなるというデータがあるのです。

図1は、ハワイで調査したコレステロール値と病気の死亡率との関係を示した図です。コレステロール値が高くなると虚血性心疾患（心筋梗塞）のリスクは高まりますが、逆に、がんのリスクは減っていることがわかります。

その理由についてはまだ解明されていませんが、コレステロールは人間の細胞膜に使われている成分ですから、細胞分裂や免疫機能との関連があるのではないかと考えられます。このデータから推測できることは、コレステロールはがんのリスクを減らしてくれる可能性があるということです。

図2　血中コレステロールの三分位別うつの進行度
（男性　65歳以上　195名）（4年間）

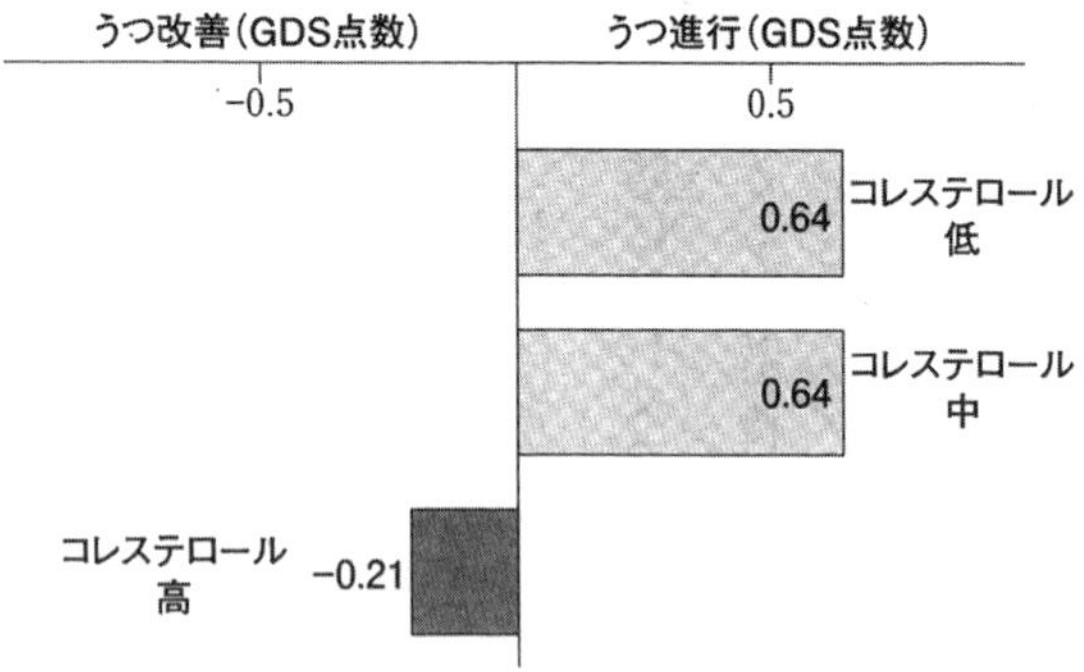

出典:Shibata H. et al: *Journal of Epidemiology 9* : 261, 1999

コレステロールはうつ病と関係していることもわかってきました。図2は、六十五歳以上の男性百九十五名を対象にして、コレステロール値とうつ病の関係を調査したものです。これによると、コレステロールが高い層では、二年後にうつ病の改善が見られたのに対して、コレステロールが中、低の層ではうつ病はむしろ進行しています。コレステロールがうつ病を抑制する可能性があるというデータです。

うつ病は脳内のセロトニンという神経伝達物質の不足と関係していることがわかっています。コレステロールは、セロトニンが脳の神経細胞に取り込まれるのを手伝う役割をしていると考えられています。

コレステロールについて整理してみますと、コレステロールが高めの人は、心筋梗塞のリスクは高くなるけれども、がんのリスクとうつ病のリスクは減る可能性があるということです。

ここで日本人の死因を見ておきたいと思います。日本人の死因の第一位はがん（悪性新生物）で、死亡総数に占める割合は二八・八％です（平成25年人口動態統計による。以下同）。第二位は心疾患で一五・五％（このうち、急性心筋梗塞とその他虚血性心疾患の割合は三分の一程度）、第三位は肺炎で九・七％、第四位は脳血管疾患で九・三％です。以下、老衰、不慮の事故、自殺などが続きます。

日本人の三割くらいはがんで死亡しており、心筋梗塞と脳梗塞で死亡する人を合わせた数の倍くらいです。つまり、日本は「がんで死ぬ国」なのです。

さらに言うと、二十代、三十代の場合は、男女ともに自殺が死因の第一位です。自殺はうつ病と密接に関連をしています。

それらを考慮すると「コレステロールを減らそう」という考え方は日本の実状にはまったく合っていないことがわかります。

がんで死ぬ人が多いのですから、コレステロールが高めのほうががんを抑制できる可能性が高くなります。また、若者の自殺を防ぐには、自殺の原因の一つであるうつ病を減らさなければなりませんが、コレステロールが高いほうがうつ病が減る可能性があります。一方、欧米と比べて心筋梗塞で死ぬ人は少ないですから、無理にコレステロールを下げる必要性はあまりないと言ってもいいでしょう。

つまり、コレステロールを下げることは、アメリカ人の寿命を延ばすのには役立ちますが、日本人の健康を守り、日本人の寿命を延ばすことにはつながらない可能性が高いということです。

自説を守るために長期的な調査をしない大学の医学部

生存率とコレステロールの関係については、七十歳の高齢者を対象に追跡調査した「小金井研究」のデータが参考になります。コレステロール値のレベルによって四グループに分けられ、十年生存率が調査されました（図3参照）。

図３　コレステロールが中より高めで最も長生き

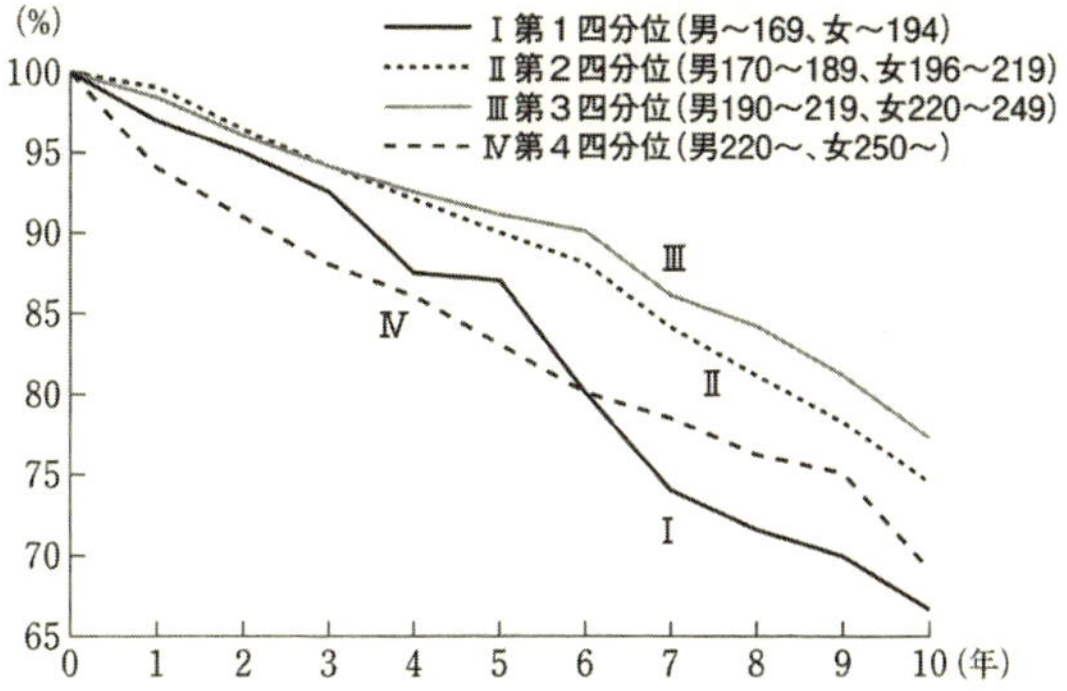

「小金井市70歳老人の血清コレステロール値と10年間の四分位別生存率」（柴田博『中高年の疾病と栄養』建帛社、1996）を基に作図。

この調査によると、十年後に一番生存率が高かったのは、コレステロール値がやや高いグループⅢ（男性：一九〇～二一九、女性：二二〇～二四九）でした。一番生存率が低かったのは、コレステロール値が一番低いグループⅠ（男性：～一六九、女性：～一九四）でした。つまり、コレステロールがやや高めの人が長生きで、コレステロールが低い人のほうが早く亡くなるということです。

こうした疫学データを言下《げんか》に否定する内科医はたくさんいます。しかし、その人たちはほとんどこの手の長期経過の調査による根拠を示していません。動物実験の結果や分子生物学的な理由を持ち出しますが、それが人間に当てはまるとは限りません。人間がコレステロールの違いによって五年後、十年後に生存率がどうなっているかを調べなければ根拠にはなりません。

大学の医学部は、研究費をもらっていて、医局員もたくさん抱えていますので、長期的な追跡調査をすることが可能なはずです。しかし、それをしてしまうと自分たちの説を否定する結果が出かねないので調査しないでいるのでしょう。いずれにしても、医学部の教授として給料をもらっている以上、怠慢の誹《そし》りは免れないはずです。

今はビッグデータの時代と言われるように、様々な分野で大量のデータを集めて分析が行なわれています。日本は国民皆保険ですから膨大な保険データもありますし、医療データはいくらでもあります。それらを活用すればエビデンス（科学的根拠）は出てくるはずです。

日本人のデータを使って分析していけば、日本人にとってどこまでコレステロール値を下げたほうがいいのか、どこまで血圧を下げたほうがいいのか、あるいは、下げる必要はないのかなど、いくつもの知見が得られます。そうした疫学調査による知見が病気を防ぎ、長寿を促進することにつながっていきます。

図４　虚血性心疾患死亡率（2002年）：OECD諸国（単位：％）

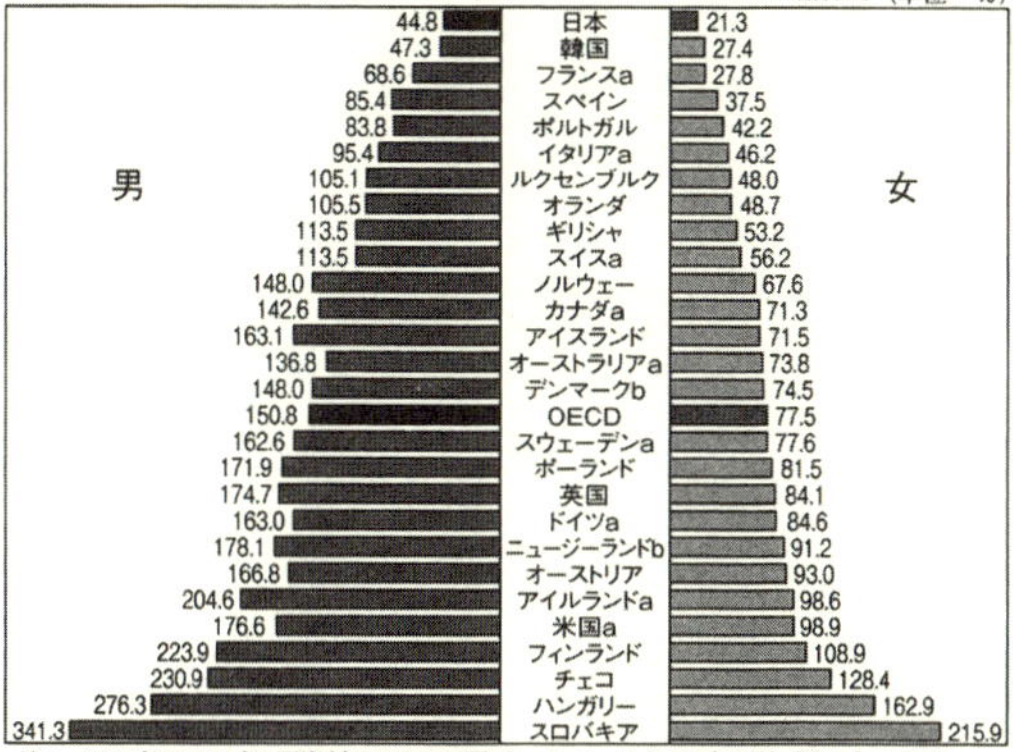

注：a2001年 b2000年。原資料はWTO死因データベース（2005年3月）。図は女の昇順
　　死亡率は標準化死亡率（人口10万人当たり）。年齢標準化は1980年OECD人口ベース
資料：OECD, Health at a Glance 2005

「ワインを飲むといい」は怪しくなってきた

ＯＥＣＤ諸国の虚血性心疾患（心筋梗塞）による死亡率のデータを見ると（図４参照）、男女ともに死亡率が低いのは日本が第一位で、二位が韓国です。三位以降は、フランス、スペイン、ポルトガル、イタリアなどが続いています。

一方、アメリカは心筋梗塞での死亡率がＯＥＣＤ平均を大きく上回り、ドイツ、イギリスも心筋梗塞による死亡率が高くなっています。

アメリカ、ドイツ、イギリスは、男性は人口十万人当たり二百人近く、女性は人口十万人当たり百人近くが心筋梗塞で死亡しています。

それに対して日本の場合は、比較可能な二〇〇二年の時点で、男性は十万人当たり四十五人、女性は同二十一人しか心筋梗塞で死亡していません。アメリカの五分の一くらいの割合です。

アメリカ人もフランス人も平均摂取カロリーの量はそれほど変わりません。フランス人もアメリカ人と同様に肉をたくさん食べます。同じように肉を食べていてもフランスでは心筋梗塞による死亡率が低いため、かつては「フレンチ・パラドックス」と呼ばれていました。

その説明として、「フランス人が心筋梗塞になりにくいのは、ワインを飲んでいるからだ」という説が有力視されていた時期があります。ワインに含まれるポリフェノールなどの抗酸化物質によって、コレステロールが高くても酸化しにくく、心筋梗塞にならないのではないかと考えられていました。心筋梗塞による死亡率が低いフランス、イタリア、スペイン、ポルトガルはみなワインをよく飲む国です。

しかし、ワインが主な要因だとすると、日本と韓国で心筋梗塞が少ないことの説明がうまくつきません。

日本、韓国、フランス、イタリアなどに共通していることは何か。それは肉と魚をバランスよく食べていることです。

フランス料理には肉料理だけでなく魚料理もあります。イタリア料理、スペイン料理、ポルトガル料理にも魚介類のメニューがたくさんあります。

それに対してアメリカはステーキが中心の国であり、ドイツはソーセージの国です。イギリスはローストビーフの国と言われます。イギリスにはフィッシュ&チップスがありますので、少し魚を食べていますが、アメリカ人もドイツ人もあまり魚を食べません。

最近では魚介類を食べているかどうかは、心筋梗塞と大きな関連があるのではないかと見られるようになってきました。魚に含まれる脂肪は、肉の脂肪を燃やしてくれる働きがあることがわかってきています。魚を食べることによって、肉の脂質の害を抑えることができる可能性があるのです。

今では「魚介類に含まれるコレステロールは体に良い」という考え方が定説になっており、心筋梗塞の予防になるのではないかと考えられています。

ステーキをたくさん食べた翌日に寿司屋に行った人は、「昨日たくさん脂を取ったから、今日はトロは控えよう」と思うかもしれませんが、本当はトロの脂を摂ったほうが、体にとってバランスが良くなる可能性があるのです。

今後研究が進めばさらに明らかになってくると思います(これを日本の医学部の教授たちがしようとしないのが最大の問題なのですが)。「コレステロールが悪い」というのは、将来は間違った医学常識と言われるようになるかもしれません。

アメリカ人には効いても、日本人には効きにくい薬

コレステロールを下げる薬の中に、スタチンという有名な薬があります。これは日本の遠藤章先生が開発した薬です。この開発によって多くの欧米人の命が救われましたので、遠藤先生はノーベル医学賞の候補者ではないかと見られています。

心筋梗塞が問題になっている欧米では、スタチンの評価は非常に高く、多くの医者がその効果を実感しています。スタチンによって心筋梗塞が減少したという研究データも出ています。

ところが、日本でスタチンを使っても良いデータが出てきません。コレステロール値は下がるのですが、肝心の心筋梗塞の患者を減らすことができないのです。この現象をどう解釈するかです。

おそらく、スタチンに効果がないのではなく、日本人の実状に合わないのだろうと思います。日本人は欧米人と比べると心筋梗塞になる人が少ないので、スタチンを使っても目に見える効果は表れにくいのでしょう。薬の影響よりも、魚の摂取量など食生活の影響のほうが強いのだろうと思います。

日本でコレステロール値を下げることが本当に意味のあることなのかどうか、きちんとデータを取って検証してみる必要があります。日本では欧米の研究データをそのまま持ってきて「この治療法はエビデンスがある」と言われていることが多いのですが、日本人のデータではないので、食生活などの違う日本人に当てはまるエビデンスかどうかはわかりません。

人間の体を作っているのは毎日の食事ですから、それを考慮に入れずに医療を考えることなどできないはずです。その部分が一番疎《おろそ》かにされているのが現在の日本の医療なのです。

糖尿病に至る水準でなければ、血糖値は多少高くても構わない

人間の細胞は血液の循環によってエネルギーを得ています。血圧や血糖値は人間のバイタリティを司《つかさど》るものです。あまりにも高い血圧や血糖値は健康障害につながりますが、一般的には、血圧、血糖値が高めのほうがバイタリティは出てきます。薬を使って無理に下げると体がだるくなります。体に十分なエネルギーが行き渡らないのです。

頭の働きも鈍ってきます。誰でも空腹のときには脳の血糖値が下がっていて頭の働きは低下します。チョコレートなど少し甘いものを食べたりして、頭の働きを回復させる人もいます。

「百マス計算」で有名な立命館大学教授の陰山英男先生が、子供たちの学力を高めるために指導したことは「早寝、早起き、朝ご飯」の習慣付けです。小学生に百マス計算を何度もやらせれば計算力は高まりますが、その前提として「体調が整っていて頭がきちんと働

ていく」ということがあります。朝、眠い状態で学校に行き、朝ご飯も食べずに授業に出ては、血糖値が不足していて頭が働きません。その状態でいくら百マス計算をしても効果は上がりません。

そこで、陰山先生が学力を高めるために最初にやったことが「早寝、早起き、朝ご飯」の習慣付けでした。これは医学的に見てとても理に適《かな》ったことです。血糖値が低い状態では頭が働きませんので、勉強の効果を出すことはできません。

血糖値は頭の働き、体の働きにとって重要なものなのです。薬で無理やり下げてしまっては、体がだるくなったり、頭が働かなくなったりするのは自然な現象です。

血糖値で気を付けなければならないのは、糖尿病にならないようにすることです。糖尿病レベルにまで至らないのであれば、血糖値は多少高めでも問題はありません。血糖値が少し高めというのと、糖尿病になるほど血糖値が高い、というのはレベルが違います。

糖尿病を避けるには、こまめに検査を受ける

薬を飲んで血糖値を抑えるのは、糖尿病のリスクを減らすためです。糖尿病は、悪化すると動脈の状態が悪くなります。目の網膜の動脈に血液が行かなくなると失明が起こり得ますし、腎臓の動脈に十分に血液が行かなくなると、最終的には人工透析が必要になります。また、末梢《まっしょう》神経につながる細い血管がやられて、しびれが来たり、痛みが起こったりすることもあります。糖尿病が悪化するとかなり深刻な状態になりますので、糖尿病を防止し、早期の段階で治療する必要があります。

ただ、どの程度の血糖値になると治療の対象になるのかについては現在でも議論が続いています。血糖値が高くなると深刻な事態になりますが、無理に血糖値を下げることも体のバイタリティを奪いますのでデメリットがあります。

以前は血糖値の検査は尿に糖が出ているかどうかを調べていましたが、尿糖はあまり意味をなさないことがわかり、今は血液検査が中心です。

赤血球の中にはヘモグロビンというタンパク質が含まれており、ヘモグロビンの中にはブドウ糖と結合したヘモグロビンA１cというものがあります。赤血球の中のヘモグロビンを調べ、そのうちヘモグロビンA１cが何％あるかを見ると、過去一～二カ月くらいの血液中へのブドウ糖の取り込み具合が推定できます。現在の血糖値の検査はヘモグロビンA１cの検査が中心です。

こうした血液検査をきちんと受けていれば、動脈硬化の兆候もある程度わかるようになってきていますから、昔ほど無理に血糖値を下げる必要はなくなっています。多少血糖値が高くても害がない人は多いですし、透析レベルになる前には検査でわかります。

血糖値の適切な管理は必要ですが、無理に血糖値を下げる必要はなく、定期的に検査を受けていれば、透析レベルになる前には発見して治療できるようになっています。腎臓の検査や眼底検査をすれば、初期兆候は摑《つか》めます。

海外の研究結果に根拠もなく反論する日本の医者

血糖値の治療においては、ヘモグロビンA1cを六%以下にすることが長い間原則とされ、八%以上になると様々な合併症が出ると考えられていました。

二〇〇八年に医学会で最も権威のある医学雑誌『ニューイングランド・ジャーナル・オブ・メディシン』に、糖尿病の治療について大規模な調査をした「アコード調査」と呼ばれる研究結果が発表されました（表1参照）。

アメリカとカナダで一万人強のヘモグロビンA1cが七・五%以上の糖尿病患者が追跡調査されました。この一万人強の人のうち、約五千人はヘモグロビンA1cを六%未満にする強化療法が行なわれました。残りの約五千人は、ヘモグロビンA1cを七～七・九%に保つ緩やかな標準療法が行なわれました。

アコード調査によると、厳格に血糖値を下げる強化療法を行なったグループの死亡率が五%だったのに対して、標準療法のグループでは死亡率が四%に留まりました。つまり、

表1　アコード調査の結果

	アコード調査(ACCORD)	
対　象	●2型糖尿病患者 ●ヘモグロビン(Hb) A1c 7.5%以上 ●心血管疾患既往または高リスク ●40～79歳	
実施地域：実施期間	北米：2001年から3年半	
治療目標	●強化療法群：HbA1c 6%未満 ●標準療法群：HbA1c 7～7.9%	
	強化療法 HbA1c＜6%	標準療法 HbA1c 7～7.9%
人　数	5,128人	5,123人
平均HbA1c	6.4%	7.5%
死亡率	5%	4%
低血糖症	16.2%	5.1%

血糖値を正常値の範囲内に下げたグループのほうが、死亡率が高かったのです。なお、この研究では、強化療法で血糖値を下げることによって低血糖症になる人が多く、弊害が大きかったので調査は三年半で中止されています。

二〇一〇年にも血糖値に関する研究が発表されています。『ニューイングランド～』と並んで世界トップレベルの医学雑誌『ランセット』に掲載された研究では、四万八千人が調査対象となりました。

この研究によると、血糖値の高い人に対してヘモグロビンA1cを七・一%にまで下げる治療をしたときには死亡率が下がり、七・一%を下回る治療をしたときには反対に死亡率が上がるという結果が出ています。

この二つの研究は、ヘモグロビンA1cを正常値とされる六％未満に下げることは、リスクが高いことを示しています。こうした研究を受けて、「血糖値は下げ過ぎないほうがよい」というのが世界的なコンセンサスになりつつあります。

これらの研究結果に日本の糖尿病専門医は賛同しておらず、様々な理由を付けて反論しています。もちろん、海外のデータを日本人に当てはめることができるかどうかは慎重に検討しなければなりません。しかし、反論するのであれば、きちんとした日本人のデータを示して反論すべきです。日本版のデータを調べていないのに、根拠もなく反論をして、基準値のラインを守り抜こうとしています。

日本で調査しようと思えばいくらでも調査できるのですから、早く日本人のデータを出すべきです。それをしないようであれば、科学というより信仰のようなものと言ったほうがいいと思います。

高齢者にとって危険性が高いインスリン注射

糖尿病には１型と２型という二つのタイプがあります。

１型の糖尿病は、血糖値を下げるホルモンであるインスリンが出なくなる病気です。１型は十代で発症することが多く、若年性の糖尿病とも言われます。自分でインスリンを作れないので、１型の糖尿病の人にはインスリンを注射で補充する治療が行なわれます。補充療法をしないと、最悪の場合、死亡してしまいます。

２型の糖尿病は、インスリンは出ているのに、インスリンのレセプターの働きが悪くなっていることが主たる原因の病気です。インスリンに対する感受性が低いので、インスリン抵抗性と呼ばれています。これは肥満によって脂肪細胞が出す分泌物が原因と考えられています。

２型の場合は、インスリンは出ているにもかかわらず、治療法としては１型と同じようにインスリンの補充療法が行なわれています。理屈から言えば、インスリンが足りないわけではないので、補充するというのはおかしな話です。この治療法が一番だと思っている医者がいるのは不思議です。

２型を治療する新しい薬として、レセプターの機能を上げる薬が出てきています。武田薬品が出している「アクトス」という薬は、レセプターの感度を良くしてインスリンの抵抗性を改善するものです。新しい薬ができ、徐々に新しい治療法が取り入れられるようになっているとはいえ、いまだに古いインスリン補充療法に頼っている医者が少なくありません。

私はインスリン注射は高齢者には危険性が高いと考えています。昔はインスリンを一日に一度打つという方法が多かったのですが、医者の強迫観念なのか、常に血糖値を正常にしなければならないと考えて、今は一日に三回、四回に分けて打つ方法のほうが多くなっています。高齢者は記憶力が落ちてきていますから、打ち忘れて血糖値が下がらなかったり、間違えて二回打って低血糖になったりすることもあります。もし誤って何度も打ってしまったら急激に低血糖が進んで死に至ることもあり得ます。

そもそも、高齢者の糖尿病のほとんどは1型ではなく2型です。インスリンが作れないのではなく、インスリンのレセプターが機能しなくなっている状態ですから、基本的には高齢者の糖尿病の治療としては、食事の改善と経口薬、そして肥満を解消するための運動療法を組み合わせることが一番いいだろうと思います。

表2　糖尿病とアルツハイマー型認知症

	アルツハイマー型認知症	非アルツハイマー型認知症	計
糖尿病	3 (8.8%) *	31 (91.2%)	34 (100%)
非糖尿病	65 (27.9%)	168 (72.1%)	233 (100%)
計	68 (25.5%)	199 (74.5%)	267 (100%)

*：p<0.005　　板垣(1992)

学会は血糖値と認知症の関係をきちんと調査せよ

低血糖状態は頭の働きを低下させます。低血糖状態では脳にブドウ糖が届きにくくなり、意識が混乱したり、言葉が出なくなったりして、認知症と似たような症状が出ることがあります。

私がかつて勤務していた高齢者専門総合病院・浴風会病院の板垣晃《てる》之《ゆき》先生は、亡くなった方の脳を解剖して糖尿病とアルツハイマーの関係を研究しました（表2参照）。

生前に糖尿病があった人でアルツハイマー型認知症だった人は八・八%でした。それに対して、生前に糖尿病がなかった人でアルツハイマー型認知症になった人は、二七・九%。糖尿病でない人のほうが三倍もアルツハイマーになる確率が高かったのです。

糖尿病の人のほうが脳にブドウ糖が行き渡って、脳の働きが低下しない可能性が考えられます。

板垣先生の研究が絶対というわけではありません。九州の久山町《ひさやままち》で行なわれた調査では、板垣先生の研究と逆の結果が出ています。同調査では血糖値が高い高齢者のほうが認知症になりやすいというデータが出ています。

相反する結果が出ているわけですから、本来は日本老年医学会あたりがきちんとした調査をすべきです。長期予後調査をすれば、血糖値と認知症の関係も明らかになってくると思います。

血糖値に関しては微妙な問題が多く、何が正しいのかを断定することはできません。ただ、現時点でわかっていることを整理すると、血糖値を薬で無理に下げ過ぎることは、体の活力を低下させ、脳の活力を低下させ、健康にあまり良い効果をもたらさないということです。

肝機能障害よりもアルコール依存症に注意せよ

アメリカ人の場合は、お酒の飲み過ぎによって脳に障害が起こるケースがあります。例えば、ウェルニッケ脳症という病気はビタミンB1の欠乏によって起こる病気ですが、アルコールを大量に飲んでいる人の発症リスクが高い病気です。ウェルニッケ脳症になると、幻覚、妄想が慢性的に現れます。

アメリカ人は蒸留酒を好んで飲みますので害が脳に出ることがありますが、日本人はアメリカ人ほど蒸留酒を飲まないので脳への影響はそれほど心配する必要はありません。一日一升《しょう》くらいの酒を飲んでいても、脳はまず大丈夫です。

日本人の場合は、脳に障害が出る前に肝臓に障害が出るケースが多いようです。アルコールによって肝臓に障害が出ている症例をよくよく調べてみると、C型肝炎やB型肝炎のウィルスを持っている人が多いということもわかってきています。アルコールの多飲は脳よりも先に肝臓に影響を及ぼす可能性が高くなります。

それよりもさらに気を付けるべきはアルコール依存症です。依存症になると仕事もできないほどになり、生活の基盤を失いかねません。アルコール依存症の治療は断酒しかありませんが、ダメだと言われても飲んでしまうのがアルコール依存者です。

地方では移動手段は自家用車くらいしかありませんので、アルコール依存者が飲酒運転をするケースも少なくありません。飲酒運転の厳罰化が進んでいますが、厳罰化して飲酒運転をやめるのはアルコール依存者ではない人たちです。

依存者はまさしく依存状態ですから、自分でも気が付かないうちにアルコールを飲みます。その人たちの飲酒運転を減らすには、厳罰化ではなくアルコール依存症の対策をする必要があります。アルコール依存症の治療を行なっている精神科の知見を取り入れていかないと、飲酒運転の減少は一定のところで止まってしまうだろうと思います。

アルコール依存者の飲酒運転は、本人にとっても一般市民にとっても危険な行為です。病気による死亡を減らすとともに、事故による死亡も防いでいく必要があります。事故防止の面においても医学の果たすべき役割はあるのです。

喫煙で肺気腫になると息苦しい生活を強いられる

タバコを吸い続けて肺がんになるかどうかは、確率論の問題です。一割から二割の人はがんになる可能性がありますので、決して低い数字ではありません。ただ、タバコを吸い続けてきた期間や、遺伝的要素も関係してきますので、今タバコをやめることで結果が変わるかどうかはまったくわかりません。

タバコの害というのは、だいたい二十年後くらいにツケがきます。タバコを吸っている人が三年後に肺がんになったとしたら、これまで吸い続けてきた蓄積によって細胞ががん化されて肺がんに至ったということです。タバコをやめても、これまで吸い続けてきたわけですから三年後に肺がんになるリスクを著しく減らせるわけではありません。今タバコをやめれば、二十年後くらいにがんになるリスクを抑えることができるという息の長い話です。

また、タバコの場合は、受動喫煙という問題があります。自分はよくても周りの人の健康に害を及ぼすことは起こり得ます。子供や孫の将来のために禁煙をするという考え方もあろうかと思います。

肺がんよりも心配したほうがいいのは、むしろ肺気腫です。肺の内部でガス交換をしている肺胞が壊れていき、ガス交換がうまくできなくなる病気です。いったん壊れてしまった肺胞は元に戻らないため、残った肺胞だけでガス交換をしなければなりません。肺胞の破壊は徐々に進行していき、息切れが頻繁に起こるなどの症状として現れます。

六十代くらいの人で、外出時に酸素ボンベを持ち歩いている人がいますが、肺気腫になるとチューブを付けて酸素の補給をして生活しなければならなくなることがあります。自宅でも在宅酸素療法をし、外出時には酸素ボンベを持ち歩きます。

息苦しい状態が続きますので、肺気腫になった人からは「かなり辛い」と聞きます。すぐに死ぬわけではありませんが、息が苦しいまま何年も生きなければいけないことのほうが辛いことかもしれません。

生命に不可欠な酸素吸入に障害が生じているわけですから、その影響は体全体に幅広く及びます。合併症になって死亡するリスクも高まります。

肺気腫の主要な原因とされるのが喫煙ですから、肺気腫にならないようにするために、タバコをやめるという考え方があってもいいと思います。

第3章

「古い薬より新薬のほうがいい」は間違い

「薬を飲まないと脳卒中になる」と言う医者は信用できない

日本でのデータではありませんが、海外に血圧と薬に関する追跡調査のデータがあります。血圧が一六〇程度の人が六年後にどのくらいの割合で脳血管疾患になるかを調査したものです。

血圧一六〇の人が薬を飲まなかった場合、六年後に脳卒中になる確率は約一〇%でした。それに対して、血圧を下げる薬を飲んだときには脳卒中になる確率は約六%にまで下がりました。

このデータを見れば、血圧を下げる薬を飲んだほうが脳卒中になる確率が減ることはわかります。医者の中にはこうしたデータを基に「だから、薬を飲んだほうがいいですよ」と言う人がいますが、あまりにも短絡的な結論です。

まず考えていただきたいのは、薬を飲んでいても六%の人は脳卒中になっているということです。すでに血管がボロボロになっていて復元するのが難しい状態かもしれませんし、その他の様々な理由から薬を飲んでも効果が現れないのかもしれません。薬を飲めば大丈夫というものではないのです。

また、脳卒中になる確率が減るといっても、一〇%が六%に下がる程度です。これを効果が大きいと見るのか、効果が小さいと見るのかは、主観の問題です。

それから、医者は説明してくれないかもしれませんが、血圧の薬を飲むと体がだるくなることがあります。高齢者の場合は、体がふらついてしまうこともあります。ふらつくと転びやすくなりますので、転んで骨折してそのまま寝たきり生活になるといったリスクもあります。それに、確率は高くはないですが、薬の副作用で肝機能障害や胃腸障害になる人もいます。

脳卒中になる確率が一〇%から六%に減るメリットと、体がふらつくデメリットを比較してどちらを選ぶかです。もちろん、決めるのは医者ではなく患者さんです。

もう一つ考えなければいけないのは、薬を飲まなくても脳卒中にならない人が九〇%いるということです。多くの人は薬を飲まなくても脳卒中にはなりません。薬を飲めば脳卒中にならない確率が九〇%から九四%に高まります。

明らかな効果というよりは、微妙な効果という印象を持つ人が多いのではないかと思います。にもかかわらず、医者の中には「薬を飲まないと脳卒中になりますよ」と極端なことを言う人がいます。そういう医者は信用できない医者と見ていいでしょう。

薬の主作用が体にダメージを与えることもある

薬のリスクというのは、確率論ですので実際にどうなるのかはまったくわかりません。「薬を飲めば八十五歳のときに生きている確率が四〇％から五〇％に上がりますよ」と言われたときに、四つのケースが考えられます。

薬を飲んで八十五歳のときに生きている……五〇％
薬を飲んだけど八十五歳までに死んでいる……五〇％
薬を飲まなかったけど八十五歳のときに生きている……四〇％
薬を飲まなかったので八十五歳までに死んでいる……六〇％

自分がこのうちのどこに当てはまるのかはわかりません。あくまでも確率の問題です。だからこそ、「自分がどう生きたいのか」ということが一番重要なことであり、それに合わせて薬を飲むか飲まないかを決めることが大切です。

薬には、効果と副作用があることは誰でもご存知だと思います。ただ、薬の主作用そのものが実は副作用になることは、あまり知られていません。例えば、血圧を下げる薬は、血圧を下げることが主作用です。その主作用による血圧の低下が様々な副作用をもたらします。先述したように体がだるくなる、体がふらつくというのが一例です。

血糖値も同じです。血糖値を下げる薬によって血糖値は下がりますが、低血糖を起こすなど薬の効果そのものが副作用となります。

主作用と別の部分に副作用が出ることがありますが、主作用の効き目そのものが体にダメージをもたらすこともあります。

薬で改善するか、食べ物で改善するか

血圧や血糖値は、薬で下げるよりも、食生活を変えて下げたほうが良いという考え方もあります。

薬は凝縮された成分を体内で化学反応させて体の状態を変化させるものなので、薬で下げようとすると数値が急激に下がります。それが副作用になることもあります。

一方、食習慣を変える場合は、一気に成分を取り込むわけではないので下がり方がマイルドになります。一気に下げるよりも、緩やかに下げたほうが体への負担は少なくなります。

しかし、現実問題として食習慣で下げるのはかなり大変です。「塩分を控えなさい」「甘いものを控えなさい」「酒を控えなさい」「食事量を減らして痩《や》せなさい」と言われても、実行できる人は多くはありません。

五十代、六十代のうちは、旅行や読書など楽しみがたくさんありますが、七十代を過ぎ

ると体力的に旅行が辛くなる人もいますし、目が見えにくくなって読書が面倒になる人もいます。

そうなると、最後に残る日常的な楽しみは食事です。健康のためという理由にせよ、その食事を味気なくしたら楽しみがなくなってしまいます。長生きはできるかもしれませんが、味気ない暮らしが待っています。

それよりも、寿命が五年くらい短くなってもいいから好きなものを食べて生きたいという人もいるはずです。長生きがすべてというわけではありませんので、ＱＯＬ（生命の質）を大切にしたい人は、薬も飲まず、無理に食事を我慢しない選択をしてもいいと思います。

痛み止めは避けるのに、血圧の薬はあっさり受け入れる日本人

日本人にはどういうわけか、一生飲まなければいけない薬はあっさりと受け入れるのに、一時的な薬は嫌がる傾向があります。

例えば、痛み止めの薬です。「痛み止めの薬を出しておきますので、痛みが強いときに

飲んで下さい」と医者が処方しても、「体に悪いから」と思って痛みを我慢して薬を飲まない人がいます。一方、血圧を下げる薬は、一生飲み続けなければいけないのに、毎日きちんと飲みます。

痛み止めの薬は、薬アレルギーが出ることがありますし、乱用するとマイケル・ジャクソンのように体に大きな負担が出ることがあります。しかし、慢性的に飲み続けるわけではなく、痛いときにだけ飲んでいるのであれば大きな問題はありません。痛みを我慢しているより、薬を飲んで楽になったほうがQOLは高くなります。

咳《せき》が出たときに咳止めの薬を飲み、痛みが出たときに痛み止めの薬を飲むことは、一生飲み続けるわけではないので、それほど害がありません。「痛み止めの薬は怖い。血圧の薬をきちんと飲み続けるのは体のためにいい」と考えることは、薬の害としては逆と言ってもいいのです。

長期投与の副作用としては、肝臓にじわりじわりとダメージが及ぶことや、軽い胃腸障害が進んで食欲が落ちる可能性などがあります。

一九八〇年代のデータでは、八十歳以上の人の場合、血圧を下げる薬を飲むことで減少する脳卒中で死亡する確率と、血圧の薬を飲むことによって増加する肝臓障害・胃腸障害によって死亡する確率が逆転します。つまり、八十歳くらいまでは血圧を下げることで長生きできる確率は増えるものの、八十歳以上では薬を飲んで無理に血圧を下げることのほうが害が大きくなるということです。

骨粗鬆症《こつそしょうしょう》の薬も、害のほうが大きいのではないかとされる薬の一つです。骨粗鬆症の人は転んで骨折などが起こると治らずにそのまま寝たきりになってしまう場合があるため、薬を飲んで骨粗鬆症を抑えようとします。しかし、この薬は胃腸障害を起こす可能性が高く、食欲の低下が起こりがちです。食欲が低下して食べなくなれば、健康状態は低下します。骨折で寝たきりになるよりも、現実的には食欲低下のリスクのほうが大きくなります。

また、食欲低下で栄養が不足してくると、体がふらついて転ぶ可能性もあります。薬には広範に渡る様々な影響があります。現在は多少副作用が減ってきたとされていますが、この手のものが残っていることも確かなことです。

新薬信仰を捨てよ！　新薬には長期投与のデータがない

医療界には「新薬信仰」の考え方が根付いています。医薬品会社は毎年のように新しい薬を発売して、それを医者に勧めます。血圧の薬にしても次々と改良薬が出ています。厚生労働省が認可する条件は、治験中にダブルブラインド（二重盲検）というやり方で、新薬と元の薬のどちらかわからない状態にして患者さんに処方し、元の薬よりも有効性が高い、あるいは副作用が少ないということが学術的に確認された場合です。

認可された薬を製薬会社の担当者は医者に売り込みます。「先生、これは前の薬よりも血圧が下がる作用があります。前の薬よりも副作用が少ないですよ」と宣伝し、医者が採用を決めれば、その病院では新薬が採用され古い薬があまり使われなくなります。

多くの医薬品はきちんと実験による検証を受けて世に出ています。大学の医学部教授たちが実験データの改竄《かいざん》をして不正が行なわれた事件がありましたが、例外的なものと見ていいでしょう。

ただ、まじめに実験は行なわれているものの、実験の期間には大きな問題があります。実験で患者さんを追跡する期間はせいぜい二、三カ月程度です。僅《わず》か二、三カ月程度の結果を見て「副作用が小さかった」などと判断されるわけです。その薬を十年飲み続けたときに安全かどうか、副作用が出ないかどうかということはまったく調べられていません。十年もかけて調べてから発売していたら製薬会社の経営は成り立ちませんから、ある程度の短い期間になることはやむを得ないことです。しかし、長期間使う薬の場合には、あまりにも短すぎます。もう少し長い時間をかけて副作用を調べるべきでしょう。

医者が新薬には長期データがないことを認識していればいいのですが、医者は製薬会社の担当者に言われるままに「新薬のほうが効果がある、副作用が少ない」と信じています。「新薬のほうがいい」という、いわば信仰のようなものが医療業界に根付いているのは確かです。

一般的に言えば、発売後十年経っていながら今でも売れている薬のほうが長期連用したときの副作用のリスクは少ないと言えるでしょう。十年飲んでも副作用が少ないから十年間もその薬が売れ続けているわけです。新薬は十年服用し続けたときの副作用については何もわかっていません。二、三カ月の調査で副作用が少ないというデータが出ていても、十年服用した場合には大きな副作用が出る可能性は捨て切れません。

一般的な商品なら「新しいほうがいいだろう」というのは合理的な判断だと思いますが、薬に関してはそれが当てはまるとは限りません。

薬を減らしたら、みんなが元気になった高齢者施設

医療費高騰を抑えるため、国は一九九〇年代に長期入院の高齢者医療費の定額制を導入したことがあります。高齢者に対してどれだけ薬を出そうが、どれだけ点滴しようが、病院に支払われる医療費は一人当たり一定額という制度が導入されました。

病院としては薬を出せば出すほど損をしますので薬を減らしました。それまでは薬の過剰投与が問題になっていましたが、過剰投与をやめて極端に減らした病院もあります。定額制の場合は処方する薬が少ないほうが儲かりますから必要最小限にまで抑えたのです。振り子が一気に逆方向に触れて、過剰診療から過少診療になりました。

東京のある有名な高齢者病院では薬の量を三分の一にまで減らしました。その病院には八十五歳以上の寝たきりの高齢者がたくさんいましたが、驚いたことに、寝たきりの高齢者が歩き出したとその院長は公言しています。他の高齢者病院でも薬を減らしたところ、高齢者たちが元気になっていったことも知られています。

これらは医者やスタッフが見聞した実感であり、実証的なデータが出ているわけではありませんが、こうした現象から読み取れることは、「薬が高齢者の元気をなくさせていた可能性がある」ということです。必要のない薬、もっと言えば、健康に悪影響を与える薬がたくさん処方されていたのです。

高齢者に出されている薬の多くは、血圧や血糖値を下げる薬ですが、それらは高齢者の元気を奪ってしまう可能性があります。

長生きしてもらうために、血圧や血糖値の薬を出しているわけですが、無理して数値を下げる必要があるのかという疑問が呈《てい》されました。高齢者に元気で長生きしてもらうためには、本当は血圧や血糖値の薬をやめたほうがいいのかもしれないのです。

老人の薬が減らなかったのは、ある東大教授のせい

高齢者の入院医療費を定額化したら、薬の使用量が減って高齢者が元気になる現象があちこちで起こりましたから「高齢者に薬を出し過ぎているのではないか」と考えて、適正な薬の量が研究されてもいいはずです。

ところが、高齢者の薬を減らす研究は、ほとんど行なわれることはありませんでした。それは当時の老年医学界を牛耳《ぎゅうじ》っていた東大教授が、この手の研究に否定的だったからだということが大きいようです。その理由は様々取りざたされていますし、個人的なスキャンダルに類することなので、詳しく書くことはできません。簡単に言えば、製薬会社とのつながりが強かったということです。

製薬会社としては、薬の使用量を大幅に減らされてしまうと死活問題ですから、医学界の有力者に働きかけて薬の使用量を減らされないようにします。民間企業としては当然の動きです。医者が応じなければいいのですが、呼応してしまう医者がいるから薬が減らな

いのでしょう。

もし一九九〇年代から高齢者の薬の使用量を三分の一に減らしていたら、高齢者医療費は大幅に節約することができました。高齢者の年間薬剤費は六兆円程度です。三分の一に減らすことができたら、年間四兆円浮いていました。累計すると現在までに八十兆円くらい医療費を節約することができていたことになります。

薬を減らして元気になった高齢者がたくさん出てきたことを考えると、薬を減らしてもおそらく高齢者の平均寿命は変わらなかったでしょう。むしろ、高齢者が元気になっていた可能性があります。

近藤誠先生の主張が無視され続けた理由

老年医学界を牛耳っていた学界ボスとされている教授が退官して、私の同級生の秋下雅弘氏が東大の老人科の教授になりました。彼は『薬は5種類まで』（ＰＨＰ新書）という本を書いています。教授が退官して、次の教授になった途端に薬を減らす方向に変わったのです。

こういう現象は医学界ではよくあります。医学部の教授というのは絶対的な権力者なので、下の者は誰も逆らうことができません。その人の意向に添ってみんな動いていきます。教授が「もっと薬を使え」と言えば、みんな薬を使います。教授が「薬を減らせ」と言えば、今度はみんなが薬を減らそうとします。

下の人たちが「こんな医療ではまずい」と思っていたとしても、教授が在籍している限り変えることはできません。その教授が退任するのを待つしかないのです。

東大教授になった私の同級生にしても、ボスの意向に逆らって「薬を減らそう」と主張していたら、准教授、教授にはしてもらえなかったでしょう。教授を決めるのは教授会ですから、教授になる前に『薬は5種類まで』という本を出していたら、「こんな人間を教授にしたら大変なことになる」と思われて、教授に選んでもらえなかったと思います。

ボスが在任中はひたすらボスに従い、自分がトップに立ってようやく自分の意見を言えるようになる。こんなおかしなことが行なわれているのが今の医学界です。

民間病院の医者であれば多少は自由な意見を言えるかもしれませんが、少なくとも大学医学部のヒエラルキーの中では教授に意見を言える人はまずいません。若い人が自分の意見も言えないような状態が医学界では続いているのです。

サラリーマン社会でも似たようなことはあると思いますが、「お客さんのためには、こちらのほうがいいと思います」と主張する若手社員がいたら、聞く耳を持ってくれる社長か上司がいるのではないかと思います。お客さんの利益になり会社の利益になることなら、耳を傾けてくれるはずです。

ところが、医学界では「患者さんのためには、こちらのほうがいいと思います」と若い医者が主張しても、聞く耳を持ってくれない教授がたくさんいます。「黙って私の意向に従え」と言うような教授がいまだにいるのです。

近藤誠先生は一九八八年に乳がんの患者さんの乳房を温存する治療法を主張しましたが、その当時はすべて切除する（それどころか大胸筋まで取る）手術が主流でした。学界を牛耳っていた教授がその術式を主張していたため、全国の病院でそれが行なわれていました。近藤先生の主張に耳を傾ける良心的な医師もいたのですが、隠れキリシタンのようなものだったようです。結局、乳房温存療法が標準的な術式になるのに十五年かかりました。要するにこの手の学界ボスの教授たちがすべて退官するまで、この進歩的な手術が評されなかったということです。

医学界には「より良い医療に改革しよう」と考える人たちはたくさんいますが、一部の教授が抵抗勢力になっているのが実状です。教授に逆らえる人はそんなにはいませんので、おかしな医療であっても、その教授が定年になるまでずっと続くことになります。

製薬会社と手の切れた医者が「薬を減らせ」と言い出した

医学界では、いくつかの研究不正事件が発覚し、製薬会社と医学部との癒着が大きな問題となりました。厚生労働省の指導もあり、今は製薬会社が役人や医者への接待を自粛するようになっています。公務員に対しては三千円まで、医者に対しては二万円までという自主規制をしています。

一般の人から見れば、二万円の接待でも十分に高額です。それまで医者がいかに高額の接待を受けていたかがわかると思います。

昔の厚生労働省のキャリアたちは製薬会社から銀座などで接待を受けていました。それが問題視され、まず役人に対する接待が禁止されて三千円までとされました。三千円では銀座で接待を受けることなどできません。

そうなった途端に役人たちは製薬会社と医者の癒着を問題視するようになりました。自分たちが接待を禁止されたのに医者だけが接待を受けているのはおもしろくない、ということなのでしょうか。医者に対しては、二万円以上は原則禁止ということになりました。

さらに自主規制は厳しくなり、日本製薬工業協会（製薬協）は研究費を支払った相手先をすべて公表するようになっています。医者の側は製薬会社から受けた研究費や講演料その他諸々をすべて公表するようになりました。

学会のセミナーでは、セミナー講師の医者は講義をする前に、過去三年間にどこからどれだけの謝礼をもらいましたという利害関係をすべて発表しています。製薬会社からの研究費だけでなく、出版社からもらった謝礼も発表します。このように、今は情報公開の流れが進んで製薬会社と医者の癒着が緩んできました。

癒着が緩んできた途端、それまで薬を大量に出していた教授までが手のひらを返したように「薬漬けは良くない」「薬を減らそう」と言い出しました。メリットがなくなって製薬会社を切り捨てたような感じです。

医療費を抑えるために厚生労働省は薬の処方を減らしたいとの意向です。製薬会社とのつながりを失った医者にしてみれば、厚生労働省とのつながりを失うと自分の立場が危うくなります。特に、国公立の大学病院の権力志向の教授は厚生労働省の覚えめでたくしておかないといけません。厚生労働省の意向にし従って「薬を減らそう」というのが今の流れです。

各学会は接待禁止になって以降、薬の削減の方向に動き始めました。うつ病学会は、以前は製薬会社の旗振り役のようなことをしていましたが、「軽症うつに関しては薬の使用を控えるように」というガイドラインを出しています。老年医学会も薬を減らすことを勧めるようになりました。

こんな露骨なことでいいのかと思いますが、製薬会社とのつながりが禁止されたら医者たちが「薬を減らせ」と主張するようになったのです。

利益を増やすために、病院で新薬が処方される

『週刊ポスト』２０１５年５月22日号に「日本老年医学会がまとめた　高齢者が飲んではいけない薬リスト47」という記事が掲載されました。老年医学会が同年四月に公表した「高齢者の安全な薬物療法ガイドライン二〇一五（案）」の中の「中止を考慮すべき薬物」のリストを基にした記事です。

記事を一読した一般の人は、「老年医学会は高齢者のために親切なリストを発表した」と思うのではないかと思います。『週刊ポスト』は老年医学会が発表したということで、すっかり信用してしまったのでしょう。

しかし、このリストは老年医学会の意向を反映しただけのリストであり、かなり偏っています。高齢者が胃腸障害をよく起こす薬として骨粗鬆症の薬がありますが、リストには骨粗鬆症の薬は一つも入っていません。老年医学会は骨粗鬆症の薬は「中止を考慮すべき薬」と考えていないのです。

一方で、抗うつ薬全般が「中止を考慮すべき薬」に含まれています。高齢者のうち約五％がうつ病に罹患《りかん》していて、高齢者の自殺は非常に多いにもかかわらず、抗うつ薬は中止を考慮すべきリストに含まれています。

このリストは、我々高齢精神医療の現場の医者から見ると、いかにも「政治的」という感じがします。実はこの老年医学会の元理事長で、以前ベンツとジャガーを乗り回し、製薬会社の金で広尾のガーデンヒルズに愛人を囲ってもらっていると実名報道された（それに対して名誉毀損で訴えていない）人が、骨粗鬆症の専門家なのです。

老年医学会というのは、老年医学会と名乗ってはいるものの、内科医の認定医資格を持っていないと専門医資格を取れないようになっています。つまり、老年医学会には外科医や精神科医の意向は反映されにくいということです。実質的には老年内科医学会です。内科医が中心になって決めれば、抗うつ薬が「中止を検討すべき薬」になるのは不思議なことではありません。

さらにこのリストが問題なのは、エッセンシャルドラッグも含まれていることです。エッセンシャルドラッグというのは、長い間世界中で使われてきた薬でＷＨＯが「必須の医薬品」として約三百種類ほど定めているものです。長年の使用で効果と副作用のデータが確立していますので安心して使えます。また、最低限の医薬品を発展途上国にも揃えてもらうため、価格面なども考慮されて選定されています。つまり、有効かつコストパフォーマンスの良い薬です。

アスピリンのように昔から使っているエッセンシャルドラッグは、長期データが揃っていますから、気を付けて処方すればきちんとリスクを抑えることができます。しかし、「中止を考慮すべき薬」のリストにはアスピリンも含まれています。

日本では発売されて何年経っているかで薬価が変わり、新薬のほうが薬価が高い傾向があります。新薬は長期データがありませんから長期的副作用については何もわからないにもかかわらず、薬価が高い新薬のほうが医療現場で好んで処方されます。エッセンシャルドラッグは発売されてからかなり時間が経つので薬価が低く抑えられていて病院はあまり儲かりません。

製薬会社は薬価の高い薬を売りたいですし、病院は利益を増やしたいですから、エッセンシャルドラッグのように安心して使えて有効だけれども薬価の安い薬は敬遠される傾向にあります。

薬剤費を下げるためには、安価なエッセンシャルドラッグこそ有効活用しなければいけないのにまったく逆の方向になっています。

「新薬信仰」という根本的な問題が解決されないままに出されたリストが、老年医学会の「中止を考慮すべき薬物」のリストです。このリストには「古い薬はダメで新しい薬はいい」という考え方が反映されています。

第4章

免疫力を高める
栄養と気分を軽く見るな

臓器別診療が進んで、体全体の健康が軽視されている

日本の医療は臓器別診療になっています。診療科は臓器別に分類され、心臓外科、消化器内科、脳外科、呼吸器内科など、それぞれの臓器専門の医者が診察に当たります。医者の専門性が高くなったというメリットはあるでしょう。しかし、人間の体の健康状態は部分だけで判断することはできません。臓器別診療が進むにつれて、体全体のことを考える医療が蔑《ないがし》ろにされてきています。

体全体に関連するものの代表は「栄養」「免疫」「ホルモン」「精神状態」です。この四つが今の医学部教育では疎かにされています。

栄養についてては大学の医学部ではまったくと言っていいほど教えられていません。栄養の専門家が医学部にはいないのです。体に大きな影響を及ぼす栄養についての知識を医者は、ほとんど持っていません。

最近は、メディアなどで免疫の重要性が報道されるようになりましたが、医学部での認

識は進んでいません。免疫学の著名な教授がいる医学部では、免疫について力を入れて教育していますが、それ以外の医学部ではあまり免疫についてその重要性が教育されていません。順天堂大学は免疫学講座に奥村康《こう》先生がいますので、免疫学に力を入れている数少ない大学と言えるでしょう。

少し前までは免疫の重要性を主張している先生は「トンデモ先生」などと呼ばれていました。免疫についての著書が多い新潟大学の安保《あぼ》徹先生も、医者の間ではかなり批判されていました。

日本のようにがんになる人が多い国では、免疫がとても大切です。人間の体の細胞分裂は常に起こっており、多くの細胞は数カ月のうちに、サイクルの早い細胞は一週間も経たないうちに新しい細胞に入れ替わります（神経細胞のように一生再生されない細胞もあります）。

細胞分裂して新しい細胞が生まれるときには、遺伝子情報がコピーされます。元のＤＮＡとまったく同じ配列のＤＮＡを作ろうとするのですが、コピーを繰り返しているとたまにミスコピーが出ます。コピー回数が増えれば増えるほどミスコピーも増えてきます。高齢者は人生の中で、ものすごい回数のコピーを繰り返してきました。それだけミスコピーされた細胞が多くなっている可能性が高いということです。その細胞ががんの元になっていきます。

人間の体には、ミスコピーされたできそこないの細胞に対処する仕組みが備わっています。自分の細胞と違う細胞ができると、それを食べてしまうナチュラル・キラー細胞（NK細胞）という免疫細胞があり、できそこないの細胞はNK細胞によって駆除されます。ですから、NK細胞がきちんと働いていれば、ミスコピーされた細胞ができてもそれほど問題はありません。

しかし残念ながら、老化してくるとNK細胞の活性は落ちてきます。歳を取るほどできそこないの細胞が増え、その一方でNK細胞の活性が減るわけですから、がん化する細胞が増えてくるのです。高齢者ががんになりやすいのは、ある意味で自然なことです。

NK細胞以外にも免疫細胞はいくつもありますが、免疫細胞の機能に影響を及ぼすのが栄養です。コレステロール値や血糖値を下げ過ぎて低栄養状態にするのは、免疫機能のためにも良くないのです。

気分の良さが免疫機能を高めることが見逃されている

免疫機能に影響を与えるもう一つの要素として、精神状態があります。落ち込んでいるときや、ストレスが多いときに風邪を引いてしまった経験がある人もいるのではないかと思います。感情面で気分のいいときは免疫力は高まりやすく、ストレスや不安が強いときには免疫力が低下し、ウィルスへの抵抗力も弱くなります。

精神状態と免疫の関係については、近年、精神神経免疫学（PNI）という分野の研究が盛んになってきて、精神状態と免疫の関係性が明らかになってきました。

例えば、うつ病とNK細胞の活性についての研究があります。オーストラリアのシドニー・ジークス教授の研究では、夫と死別したときにうつ病になった人とならなかった人のNK細胞の活性の違いが調査されています。研究結果を図にしたものが次ページの図5です。うつ病になった未亡人（図の下のライン）は、うつ病にならなかった未亡人（図の上のライン）と比べてNK細胞の活性が低くなっています。

図５　うつ病になった未亡人のNK細胞活性

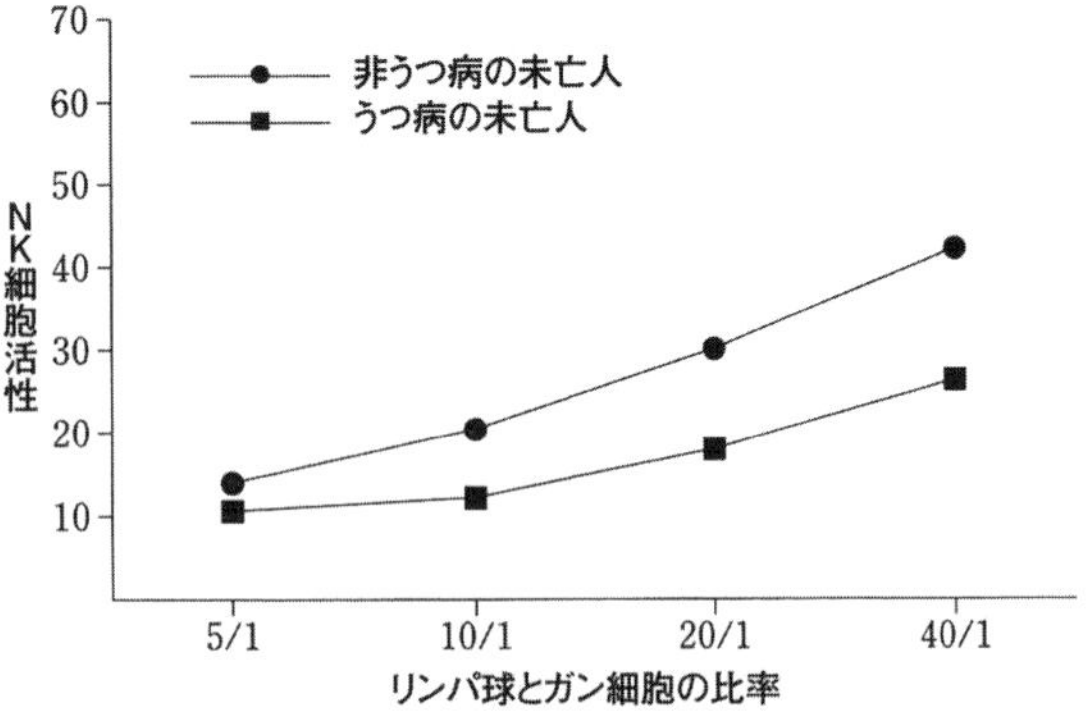

Natural killer (NK) cell activity in widows at 2months, From Zisook et al

図６　笑いの効用

笑いによる「NK細胞」の活性化

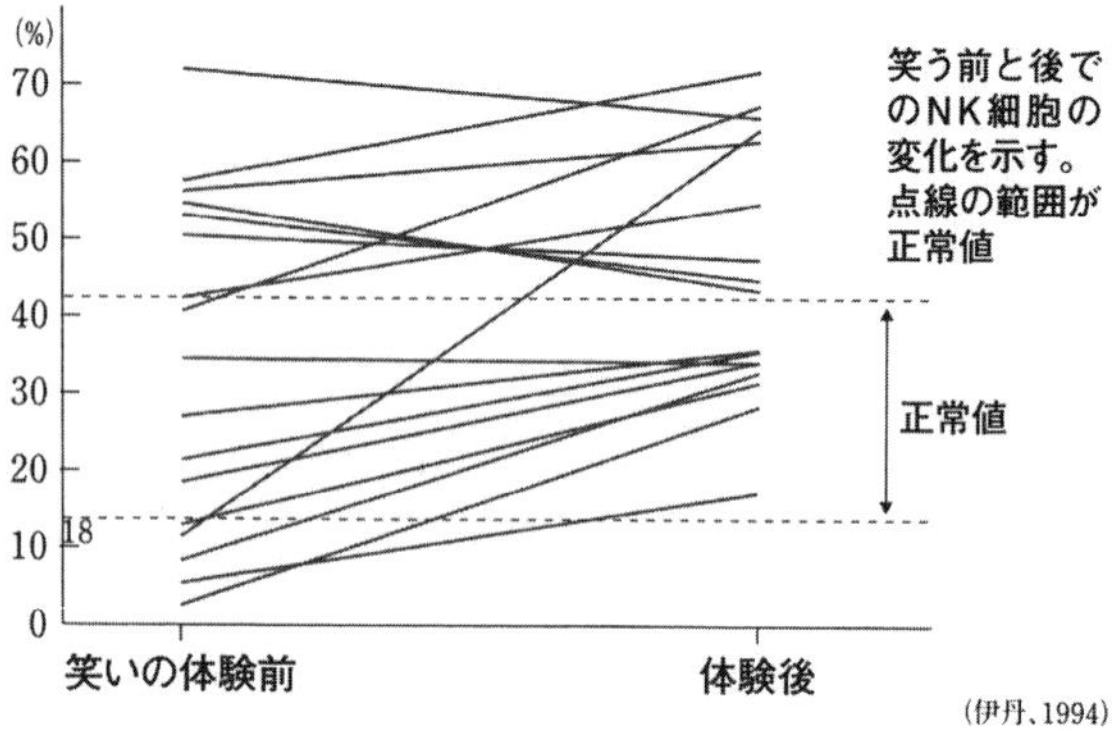

（伊丹、1994）

日本では岡山の柴田病院（当時）の伊丹仁朗《じんろう》博士が笑いとＮＫ細胞の活性の関係を研究していています。図６は、笑いの体験前と体験後でＮＫ細胞の活性がどのように変化したかを示しています。伊丹先生はボランティアの被験者を大阪にある「なんばグランド花月」につれていって漫才を見せました。漫才を見る前と、漫才を見て笑って楽しい気分になった後でＮＫ細胞の活性の違いを調べたのです。

図でわかるように、ＮＫ細胞の活性が低い人の多くが、笑うことによってＮＫ細胞の活性を高めています。

すべての人のＮＫ細胞の活性が高まったわけではなく、ＮＫ細胞の活性が下がった人もいます。ただ、それらの人のグラフを見ていただくと、正常値より高い活性を示していた値が正常値に近づいた形になっています。高過ぎたＮＫ細胞の活性が少し下がっただけです。

どんな現象もすべての人に当てはまるわけではありませんが、全体として当てはまる人が多いかどうかという傾向はわかります。精神状態が悪化すると免疫の活性が低下する傾向があることはいくつもの研究で示されています。

東日本大震災でも、心のケアより薬の処方が重視された

精神状態は体全体の健康に影響を及ぼします。WHOの健康の定義でも「精神的な満足」は重要な要素とされているのに、日本の医学部では心の面については、ほとんど無視されています。医学部の精神科では生物学的精神医学しか教育されていないのです。生物学的精神医学というのは、精神面を扱っているのではなく脳の働きを変える薬などを研究している学問です。

このため、医学部の精神科の授業で「人間の心とはどういうものか」ということに真剣に向き合うような授業はまずありません。どんな薬を出して治すかということばかり教わります。

さらに言えば、全国八十大学の医学部のうち、カウンセリングを専門とする人が精神科の主任教授である大学は一つもありません。医者の仕事は患者さんと会って話をすることから始まりますが、人と面接するときの知識も技術も学ばずに精神科の医者になれるので

す。

「病院に行ったら、医者が一度も自分の顔を見ないで、パソコンを打っているだけだった」という不満を持つ患者さんは結構います。医者は大学で患者さんと接する方法を何も学んでいませんので、そういう不誠実な対応が起こるのです。

東日本大震災のあとには「心のケアが大切」とよく言われました。しかし、東北大学の精神科は生物学的精神医学が中心で、カウンセリング的な心のケアで博士論文を書いた人がいませんでした。また、東北大学が影響力を持つ東北六県の医学部の精神科教授も生物学的精神医学の研究者ばかりでした。

東北地域では医者が心のケアの教育をほとんど受けておらず、薬の処方はできるけれども、カウンセリングをできる医者がほとんどいない状態でした。

震災に遭って苦しんでいる方に対して、薬を処方するだけでは気持ちを和らげてもらうことはできないことは誰にでも想像がつくだろうと思います。

結局、東京などからボランティアで行った医者たちが被災者の心のケアに当たっていました。医学部で心のケアを教えていないために、震災時に被災者の気持ちを受け止めることのできる医者が足りなかったのです。

阪神大震災のときには、神戸大学教授に中井久夫先生（当時）という心のケアを大切にしている先生がいたので、心のケアがうまく進みました。東北でもその経験を生かせればよかったのですが、残念ながらそうはなりませんでした。

地震だけでなく、火山の噴火や水害など様々な災害が日本列島を襲っています。医学部で心のケアやカウンセリングをきちんと教育しないと、被災者の気持ちを受け止めることのできる医者が足りなくなります。

大学の医学部入試のときに面接を導入するのが当たり前になっていますが、それで解決する問題ではありません。入試面接を導入しても、その後六年間、一度もカウンセリングのことを学ばなければ面接技術が伸びるはずがありません。入試面接を導入するよりも、医学部教育の六年間でカウンセリングなり、心理面への対応法なりをきちんと教えて、医師国家試験に面接試験を入れたほうが効果的です。医学部を卒業して研究者になる人もいますが、面接技術のない人には医者の免状を与えないようにすればいいのです。

歳を取ると男はしおれ、女は活発になる

ホルモンも体全体に影響を及ぼすものです。加齢とホルモンの関係については多くのことが明らかになっています。

男性は歳を取れば取るほど男性ホルモンが減り、女性は歳を取れば取るほど女性ホルモンが減ります。女性の場合は、女性ホルモンが減少することで閉経という現象が起こります。この時期は更年期と呼ばれ、その年齢の女性の三割くらいは更年期障害として自律神経の不調を経験します。

男性の場合は、男性ホルモンが減少しても体の自覚症状はあまり出ません（もちろん亡くなったはらたいらさんのように、それが強く出て更年期障害になることもありますが）。その代わりに、心理面で競争心が減ったり、意欲が衰えたりします。

男性ホルモンは性欲のホルモンのように思われていますが、基本的には活力のホルモンであり、意欲や社交性にもつながるホルモンです。男性ホルモンが減ってくると、意欲が

減少して、競争心や出世欲が衰えてきて、社交性が低下してきます。簡単に言うと、中高年以降の男性は活力がなくなって、しおれてくるということです。

女性の場合は歳を取ると女性ホルモンが減ります。その代わりに、女性は加齢によって男性ホルモンが増えることが最近の研究でわかってきました。男性は歳を取っても女性ホルモンが増えることはありませんが、女性は男性ホルモンが増えてくるのです。男性ホルモンは活力のホルモンですから、女性は歳を取ると元気になっていきます。

実際、中高年以降の男女を見ると、女性のほうがはるかに活動的で社交的です。男性は会社員時代の社交性をすっかり失って、自宅に引きこもっている人もたくさんいます。高齢者女性は友人が多く、交際範囲が広いのに対して、高齢者男性は友人が少なくなります。そこには男性ホルモンの分泌が関係している可能性があります。

男性ホルモンは認知機能にも関係していると考えられています。男性ホルモンが低下してくると、認知機能が低下します。必ずしも認知症につながるわけではありませんが、理解力が落ちたり、物覚えが悪くなったりします。

ホルモンの上手な活用で若さと元気を保つ

海外ではホルモン補充療法が盛んに行なわれています。中高年の男性は男性ホルモンを補充し、中高年の女性は女性ホルモンを補充します。ホルモン注射を打ったり、錠剤を飲んだり、ジェルを塗ったり、パッチを貼ったりしてホルモンを補います。

女性ホルモンの補充療法は欧米では半分くらいの人が受けており、韓国でも三割くらいの人が受けています。日本では更年期以降に女性ホルモン補充療法を受ける人は二～三％程度です。ホルモンを補充すると、いつまでも若々しくいられるので、日本では女優やタレントなどが補充療法を受けています。

ホルモン補充療法にまったく害がないというわけではありません。女性ホルモンを補充すると乳がんのリスクが少し高まります。とはいえ、「千人に三人」から「千人に四人」に増えるというレベルです（これも最近の研究で中高年以降は差がないとされていますが）。率としては一・三倍に高まりますが、人数としては千人に一人増えるだけです。

女性ホルモン補充療法を受けている人には、原則として全員に乳がん検診が行なわれます。定期的に乳がん検診を受けているので、ホルモン補充をしている人のほうが死亡率はむしろ減るという説もあります。検診によって確認をしますので、あまり心配している人はいないようです。だからこそ、欧米では半分くらいの中高年女性がホルモン補充療法を受けているのです。

男性ホルモンの補充療法もあります。前述したように、男性ホルモンは意欲や社交性、そして頭の働きにも関係してくる重要なホルモンです。五十代、六十代の人はまだ現役で出世競争の最中かもしれませんので男性ホルモンを補充することは、仕事面でも社交面でもかなり有益です。

ただし、男性ホルモンの補充にはリスクもあります。前立腺がんのリスクが増え、髪の毛が抜ける可能性が高くなります。

これに関しては、最近になって福音が出てきました。

男性ホルモンには、悪玉の男性ホルモンと善玉の男性ホルモンがありますが、歳を取ると、前者が増え、後者が減ることがわかっています。加齢によって善玉の男性ホルモンが悪玉のジヒドロテストステロン（ＤＨＴ）というホルモンに変化する割合が増えるのです。ＤＨＴは前立腺肥大を起こし、髪の毛を抜けやすくします。

前立腺肥大を抑止する薬を開発する過程で、悪玉のＤＨＴをブロックする方法が研究されました。それでできた薬が、今話題になっている「フィナステリド（商品名プロペシア）」です。プロペシアはＡＧＡ（男性型脱毛症）治療薬として知られていますが、もともと前立腺肥大を防止する薬として開発されましたので、これを飲むと前立腺肥大を止めることができます。

前立腺肥大の薬はいくつかありますが、プロペシアがこれまでの薬と違うのは、ＤＨＴを作る酵素だけをブロックするため、前立腺肥大の進行を抑え、脱毛を防いでくれることです。そのためＡＧＡ治療薬として知られるようになりました。

非常に優れた薬ですが、その代わりに保険が適用されないなどのデメリットもあります。また、副作用として男性機能が低下してＥＤ（勃起不全）になることがあります。ＤＨＴは、悪玉とはいえ男性ホルモンであることには変わりはありません。男性ホルモンが減りますので、男性機能が低下する可能性があります。まだ実際の症例は少ないのですが、日本人はもともと欧米人より男性ホルモンのレベルが低いので、男性機能低下のリスクは相対的に高いと言えるかもしれません。

私のアンチエイジングの師匠であるクロード・ショーシャ博士は、男性ホルモンとの併用療法を開発しています。フィナステリドによって悪玉のDHTを抑えるとともに、男性ホルモンを補充して通常のテストステロンを増やすのです。男性ホルモンは補充され、悪玉のDHTだけブロックされるので、男性機能は向上し、髪の毛が抜けることもなく、前立腺肥大を抑えることができます。

男性ホルモンも女性ホルモンも、うまく活用すれば、若々しさや元気を保つことにつながります。

結核が減ったのは、医学のおかげではなく栄養の改善

日本人の死因は、一九五〇年までは結核がずっと第一位でした。一九五一年に脳血管疾患が結核に取って代わって第一位になり、一九八〇年までそれが続きました。一九八一年

以降はがん（悪性新生物）が第一位です。

結核患者の数は戦後数年間で激減しています。多くの人は、抗生物質のストレプトマイシンが開発されたおかげだと思っていますが、これは結核になった後の治療薬であって、結核の予防の薬ではありません。ストレプトマイシンによって結核が治った人が増えたのは確かですが、結核に罹患する人が減ったことは説明がつきません。

予防接種のBCGの効果も考えられますが、BCGは一九五〇年代くらいから普及したものであり、それ以前にすでに結核は減少し始めています。

結核が減った要因がストレプトマイシンでもBCGでもないとすると、何なのか。それは栄養状態です。戦後の貧困期を乗り越えて、日本人の栄養状態が急激に改善されていったのです。アメリカ軍が脱脂粉乳を配ったことで、日本人のタンパク質摂取量は大幅に増えていきました。それによって免疫力が高まり、結核の予防につながったのです。日本で結核が減ったのは医学の進歩のおかげではなく、栄養が改善されたおかげです。

医学の進歩によって、病気になった人を治せるようにはなりましたが、医学は病気にならないようにすることについては、ほとんど貢献できていません。

「予防医学」と呼ばれているものは、検診によって早い段階で発見しよう、早い段階で対処しようとするものです。「コレステロール値や血圧、血糖値などの数値を検査して、薬で正常値にすれば病気を予防できる」という考え方に基づいていますが、早期に対処しているだけであって、病気を根本的に予防しているわけではありません。

ほとんどの医者は、栄養や食事についての指導ができない

日本の医学教育の最大の問題は、栄養学を教えないことです。医学部には栄養学の教授は、ほとんどいないので、教えることができないのです。

栄養学の講座があるのは栄養大学です。テレビ番組で栄養関係の話題のときには、医者ではなく女子栄養大学などの先生が解説することがほとんどです。

医者は「ビタミンB_1を摂ったほうがいい」ということはわかっていても、どうすればビタミンB_1を摂れるのかがわかりません。栄養学を学んでいないので、どの食品にどんな栄養素が含まれているか知らないのです。

薬よりも食事で体質を改善したほうがいいということを理解している医者もいますが、どんな食事メニューがいいかを示すことはできません。食事のおいしさも考えなければ患者さんのＱＯＬ（生命の質）は低くなってしまいます。

ほとんどの医者は栄養のことをまったく学んでいないので、薬を出すことはできても、食事と栄養の指導はできないのです。

しかし、医療において栄養ほど重要なものはありません。前述したように、日本の死因の一位はがんであり、日本はがんで死ぬ人が多い国です。がんと一番密接に関わっているのは免疫機能です。免疫機能が下がるとがんの確率を高めてしまいます。その免疫機能と関係しているのが栄養です。それにもかかわらず、日本の医学界はいまだに栄養を軽視しています。

欧米の場合は、心筋梗塞や脳梗塞で死ぬ人が多いですから、栄養に関して日本ほど大きな問題はないでしょう。さらに言うと、欧米人は栄養を摂り過ぎているので、摂り過ぎないようにするだけです。栄養についてはそれほど気にしなくていいかもしれません。

しかし、日本のようにがんで死ぬ国では、栄養は重要なウェイトを占めます。第２章で述べたように、一九八〇年代にアメリカで「肉を減らせ」という運動が起こったときに、世界的に見て肉を摂っていない国であるのに日本はそのまねをしました。そのとき、日本人と欧米人の栄養の違いなどはまったく考慮に入れられていませんでした。

医学教育で栄養学を疎かにしていることが日本の医療の大きな問題点です。

体の老化を防ぐには、まず感情の老化を防ごう

人間は老化すると足腰が弱り、頭の働きが悪くなると言われますが、必ずしもそうとは言えません。高齢者でも足腰がしっかりしている人はいますし、頭の働きがしゃきっとしている人もたくさんいます。

七十代の人の歩くスピードと二十代の人の歩くスピードは実はそれほど変わりません。七十代でもスタスタと歩く人はたくさんいます。

街中のデパートで買い物をしている七十代くらいの女性が歩いている姿を観察してもらえばわかると思います。ヨボヨボとした歩き方をしている人は、まずいません。歩けなく

なった人は街には出ないのかもしれませんが、少なくとも街に出かける七十代の人はみな普通に歩いています。

では、七十代と二十代では何が違うかというと、使わなかったときの衰え方です。七十代の人でも毎日歩き続けている人は、衰えることなくスタスタと歩くことができます。ところが、七十代でスタスタと歩ける人が風邪をこじらせて一カ月くらい寝込み、その後に起きあがって歩き始めようとすると、かなり苦労をします。使わないときの衰え方が激しいのです。

一方、二十代の人はスキーで骨折して一カ月寝ていても、骨がつながりさえすれば、翌日からすぐに歩くことができます。一カ月使わなくてもほとんど衰えません。

頭の働きでも同じことが言えます。若い人はそれまであまり勉強していなくても、一念《いちねん》発起《ほっき》して集中的に勉強し始めると、急激に伸びていきます。今まで使っていなかっただけで、脳の働きが衰えているわけではありませんので、勉強を始めれば暗記力も思考力も働き始めます。

それに対して高齢者の場合は、ものすごく頭の良かった人でも一カ月くらい入院して、病室の天井をずっと眺めているだけの生活をしていると、呆《ぼ》けたようになってしまうことがあります。

歳を取るに従って様々な機能が低下することは確かですが、使い続けている限り、衰え方は非常に緩やかなものになります。毎日使っている実用機能は、目に見えて衰えることはありません。

ですから、実用機能を保つために、歳を取ったら毎日少しずつでも歩いたほうがいいと思います。遠くまで歩かなくても、少し家の周りに出てみるという程度でも、歩かないよりは有効です。

頭も毎日使ったほうがいいでしょう。新聞や本を読む、料理のメニューを考えるなど、何でもいいのです。

ところが、ここで大きな問題があります。歳を取ると意欲が衰えてきてしまうのです。毎日歩こうと思ってもその意欲がわかなかったり、本を読もうと思っても、その気にならなかったりします。使い続けさえすれば実用機能が保たれるのに、意欲が低下するために使おうとしなくなる。それが老化現象が進む一番大きな原因です。私はこのように意欲が低下する現象を「感情の老化」と呼んでいます。

体の老化を防ぐには、まず感情の老化を防ぐことが大切です。感情の老化を防げば意欲が保たれて、毎日何かをやってみようという気になってきます。

感情の老化を招く四つの要因と対処法

感情が老化する要因は四つあります。

一つ目は、脳の前頭葉の萎縮です。前頭葉は意欲を司る部分ですが、歳を取れば取るほど前頭葉が萎縮し、意欲が衰えてきます。

二つ目は、脳の動脈硬化です。歳を取って動脈硬化が進んでくると、それに伴って自発性が低下して意欲が落ちてきます。

三つ目は、歳を取るとセロトニンなどの神経伝達物質が減ってくることです。神経伝達物質が減ると、意欲低下が起こったり、うつ状態になったりします。

四つ目は、男性に限ったことですが、歳を取ると男性ホルモンが減ってきます。前述の通り、男性ホルモンは活力のホルモンですから、これが減ると意欲がなくなってきます。

この四つをふまえて意欲を高める方法を考えてみます。

まず一つ目の前頭葉の老化予防ですが、前頭葉が縮むこと自体は防げませんが、機能が落ちないようにすることは可能です。

前頭葉の機能を保つ方法として現時点で知られていることは、二つあります。一つは、「脳トレ」で有名な東北大学の川島隆太先生が言うように、前頭葉の血流を増やすことです。川島先生は、前頭葉の血流を増やすには計算や音読などが良いとしています。

わざわざ問題集を買ってきて計算問題なんかしたくないという人は、買い物のときに暗算で計算するだけでも前頭葉は使われます。また、新聞を声に出して読んでみることも前頭葉の血流を増やすことにつながります。

前頭葉を働かせるもう一つの方法は、新しいことを考えることです。

実は、決まり切った日常的な作業をしているときには、前頭葉はほとんど使われていないことがわかっています。文字情報や話し言葉などの言語処理は側頭葉で行なわれていま す。また、パズルの問題を解くときには頭頂葉が使われます。知能テストというのは、言語処理やパズルの問題が多いため、側頭葉と頭頂葉が使われていて、前頭葉の能力は測られていないことが明らかになっています。

前頭葉が使われるのは、普段と違うことを考えるときです。任天堂の山内溥《ひろし》元社長は七十代になっても新しいゲームを考えていたそうですが、新しいことを考えるときには前頭葉が働きます。画家やクリエイターなど創造的な仕事をしている人は、このような形で前頭葉を使っていますので、歳を取っても意欲が衰えることが少なく、いつまで経っても心身ともに元気です。

海外にはものすごく高齢の学者が結構います。それに比べて日本の学者がわりと早めに亡くなってしまうのは、頭を使っているわりには新しいことを考えていないからかもしれません。新しいことを考えようとしないと、意欲も衰え、それに付随して心身の老化も起こりやすくなります。

高齢になると頑固になると言われます（これも前頭葉の委縮によるものです）が、自分の考え方に凝り固まらないで、あえて別のことを考えて思考を切り替えてみると、衰えを防ぐのに役立ちます。それには普段の思考範囲から外れた想定外のことが起こることをやるのがいいでしょう。

投資やギャンブルもその一例です。ギャンブルの場合は、前頭葉が衰えた後に始めると依存症になりやすいですが、前頭葉が衰える前に始めていれば、自分をコントロールしながらギャンブルを楽しむことができるでしょう。

予想通りに行かないという点では、株式投資もいいかもしれません。元手が必要になりますので誰にでもできるわけではありませんが、余裕資金を使って生活に影響を及ぼさない範囲で投資をすると、毎日予想外の変化が起こり、前頭葉を使い続けることになるはずです。とはいえ、リーマン・ショックのようなあまりにも異例のことがあると、前頭葉への効果より、ショックのほうが大きくなるかもしれません。

新しい料理のメニューを考えてみることも良い方法だと思います。いつもと違うレシピを考えていけば、前頭葉が働き、その機能を保つことにつながります。退職後に料理にはまる男性も結構います。いろいろとメニューを工夫するので、食べさせられる家族には迷惑かもしれませんが、本人の前頭葉の老化を防ぐのには役立っています。

感情の老化を防ぐ二つ目は、動脈硬化を防ぐことです。繰り返し述べてきたように、コレステロールは少し高めのほうがいいのですが、高過ぎると動脈硬化になる確率が高まります（実は最近そうでもないという説もあります）。コレステロールが高過ぎる人は薬なども使ってコレステロールを下げることを考えてみるといいでしょう。

その他にはっきりしているのは、喫煙をやめることも動脈硬化を防ぐのにある程度役立つということです。

三つ目は、神経伝達物質を保つことです。うつ病は脳内の神経伝達物質のセロトニンが不足することによって起こると考えられています。

セロトニンを維持するには、その材料である必須アミノ酸のトリプトファンを増やすことが必要です。これは肉類の他、納豆、たらこ、プロセスチーズ、アーモンドなどの中にもたくさん含まれています。バランス良く食事をとることがトリプトファンを増やし、セロトニンの生成につながるのです。

また、体が日光に当たるとセロトニンが活性化することもわかっています。朝起きて日光に当たることも意欲低下の防止につながるのです。

セロトニンを増やすには、睡眠も欠かせません。よく睡眠を取って、覚醒リズムを良くすると、メラトニンというホルモンの分泌が良くなります。セロトニンはメラトニンの分泌にコントロールされますので、睡眠リズムを良くすることはとても大切です。昔から言われていることですが、早寝早起きが感情の老化予防に効果があります。

四つ目は、男性ホルモンの活性化ですが、男性が男性ホルモンを活性化させるのに一番いいのは恋愛です。「英雄色を好む」という言葉がありますが、恋愛はやはり若返りに大きな効果をもたらします。これは想定外なことが多いので、前頭葉の老化予防にも役立ちます。

とはいっても、現実には妻子や孫のいる人が恋愛をするわけにはいかないことが多いでしょうから、男性ホルモンの補充療法を受けるのも一つの方法です。

食べ物で男性ホルモンの分泌を増やす方法もあります。肉類を食べているほうが男性ホルモンは分泌されやすくなります。

また、亜鉛も重要です。亜鉛がたくさん含まれている食材は、牡蠣《かき》やスッポン、にんにくなどです。「精がつく」と言われているものには大体亜鉛が含まれています。

働き続けることも、意欲低下を防ぐのに役立ちます。高齢者の就労率の高い都道府県ほど、平均寿命が長く、老人医療費が少ないというデータもあります。働けるのであれば、働き続けることも健康維持にはとても効果的です。

第5章

「いい医者」「悪い医者」の見分け方

「いい医者」を選ぶ三つのポイント

自分の生き方を決めて、それに合った医療を受けるためには、情報を集めて自分で医者を選ぶことが大切です。

いい医者を選ぶには、主に三つのポイントがあります。

一　医者の実績
二　こちらの話をよく聴いてくれること
三　説明をきちんとしてくれること

この三つのポイントで選べば、まず間違いはないだろうと思います。

医者の実績は一番重要なポイントです。これについては、後ほど詳しく述べたいと思います。

二番目の話をよく聴いてくれるかどうかは、自分で判断しやすい点です。もし話を聴いてくれない医者だったら、その医者にはさっさと見切りをつけて他の病院に行ったほうがいいでしょう。

医者が患者さんの話をよく聴くかどうかは、医者の人間性や温かさを推《お》し量《はか》れるという面もありますが、それだけではなく、医療の質に直結する問題です。

人間には個人差があります。個人差があることをわかった上で治療しなければ、良い治療はできません。能力のない医者は、個人差を無視して人間を一括《ひとくく》りに見てしまい、検査数値が一定の基準を外れていれば誰に対しても同じ治療をします。多少は患者さんに合わせることはありますが、基本的には「こういう病気は、こういう治療をする」という教科書通りに治療をします。要するに、患者さんを治療しようとしているのではなく、病変を治療しようとしているのです。

もし人間に個人差がないのであれば、患者さんの話を聴く必要などないでしょう。誰に対しても同じように治療をすれば済みます。しかし、人間には個人差があるわけですから、患者さんの話をじっくり聴いて、その人の特徴に合った治療を考える必要があります。

精神科の場合は、特にその要素が必要になります。少し話を聴いただけで「ああ、それはうつの症状ですね。この薬を出しておきましょう」と言うような医者は、とても名医とは呼べません。じっくりと話を聴いて、家庭的な背景が問題なのか、あるいは、仕事が問題になっているのかを確かめないと最善の治療法を考えることはできません。仕事に原因があるのなら、その人の仕事のことも考える必要があります。失業はうつ病を悪化させる要因ですから、病気を回復させながら、その人が職を失わないように配慮して治療計画を立てていかなければなりません。

精神科以外の領域でも、少なくともその人のライフスタイルくらいは聴いておく必要があります。どんなライフスタイルか、どんな食習慣かによって、処方する薬は変わってきます。「この病気にはこの薬」と一律に処方するのは能力の低い医者です。

外科手術の場合も、名医は個人の事情をよく聴いてから手術方法を決めます。例えば、「スポーツが何よりの楽しみ」という人に対しては、できるだけ筋肉に傷を付けないような治療法を考えて、術後にもスポーツを続けられるように配慮をします。

すべては患者さんの話をよく聴くことから始まります。話を聴こうとしない医者は、個人差を考えず、個人の事情も考慮してくれない医者ですから、そういう医者は避けたほうがいいでしょう。

患者への説明を面倒くさがる医者はダメ

治療を受けるときには、自分が納得して治療を受けることが大切ですから、説明をきちんとしてくれる医者を選んだほうがいいと思います。

説明を聞くときには、こんなことを聞いては恥ずかしいと思うことをどんどん質問してみて下さい。その質問をバカにしたり、まともに答えてくれなかったりする医者は、大した医者ではありません。わかるように丁寧に説明してくれる医者を選んだほうが、納得して治療を受けられます。

ときには自分でデータを探して、「こういうデータを見つけたんですけど、どうなんでしょうか」と聞いてみてもいいでしょう。そこでタジタジになるようでは、根拠なく治療法を選択している医者と見ることができます。「このデータは、こういう症例のデータですね。あなたの場合は、こちらのデータのほうが当てはまりますよ」と、エビデンス（科学的根拠）に基づいて説明してくれる医者は、最善の治療法を深く考えてくれている可能性が高いですから信用していいだろうと思います。

症例数の多い外科医は評判がいいと見ていい

医者の実績というのは簡単にはわかりませんが、外科手術の場合は、症例数を一つの参考にすると良いのではないかと思います。多くの病院では手術の成功率は公表していませんが、手術をした症例数は公表していることがあります。また、新聞や雑誌に症例数のデータを集めた記事がときどき掲載されています。そういう情報を見て、症例数の多い病院を選ぶのは一つの方法です。

一般的に言えば、症例数が多いということは、それだけ評判が良いということですから、実績のある病院と言えるだろうと思います。本来は手術の成功率を知りたいところですが、成功率については単純な見方ができない面があります。

というのは、腕のいい医者のところには全国から難しい症例の患者さんが集まってくるからです。難しい手術が多くなるため表向きの成功率は下がることがあります。名医のところには、他の医者が自分では治せない難しい患者さんを紹介してきます。難しい患者さんばかり手術をしているために成功率が下がるということがありうるのです。難しい手術を別の病院に回して、簡単な症例しか手術をしていない外科医のほうが手術の成功率は上がっていきます。

以上のような理由から、手術成功率というのは単純な数値比較ができません。手術成功率を誇っている病院があったとしても、真に受けないほうがいいと思います。

それよりも症例数のほうが、医者の腕の良さを知るには適しています。腕がいいから患者さんが集まり、全国の医者が難しい患者さんを送り込んでくるのです。

心臓バイパス手術の場合は、症例数が年間百例以上の病院以外はあまり信用できません。地方の大学病院では年間二十例、三十例といったところもあります。心臓外科医の南淵《なぶち》明宏先生は、自動車のドライバーに例えてわかりやすく説明していました。毎日車を運転しているドライバーの車と、日曜日にだけ運転するサンデードライバーの車では、どちらの車に乗りたいかということです。

年間二百例の手術をするということは、毎週四例くらいの手術をしていることになります。月曜日から金曜日まで、毎日ほぼ一例の手術をしているわけです。それに対して、年間二十例、三十例の手術の場合は、二週間に一例くらいの手術ペースです。土日しか運転しないサンデードライバーのようなものです。

サンデードライバーの車と、毎日運転しているドライバーの車があったら、後者の車に乗せてもらいたいと思うはずです。手術もそれと同じで、安心して手術を受けたいのであれば、週に何回も手術をしている外科医を選んだほうがリスクは少ないはずです。

外科医にとって大事なのは、器用さより経験と解剖学の知識

一般的に、外科医は手先の器用な人がいいと思われています。しかし、器用でなければ名医になれないというわけではありません。外科医に話を聞くと、器用なほうがいいのは美容外科くらいだとのことです。

器用な外科医のほうが傷口をうまくつなぐことができますので、治り方が美しくなります。美容外科の場合は、皮膚の表面に痕《あと》が残らず、きれいに仕上がることが大切ですから、器用な人でないと務まりません。

しかし、美容外科以外の手術においては、一番大切なことは命を守ることであり、体のダメージを最小化することです。器用であるかどうかよりも、いい手術計画が立てられて「丁寧にやるかどうか」が大きなウェイトを占めています。器用な人は勘でやってもうまくできるので、注意深く手術をしないことがあります。不器用な人が「この血管は切ってはいけない」「この神経を傷付けてはいけない」と一つずつ確かめながらやっていくほうが、かえって手術がうまくいく場合があるのです。

名医と言われる外科医の人たちに話を聞いてみたところ、解剖学の知識を持っていることが外科医にとって非常に大事だそうです。どこにどの血管が通っていて、どこにどんな神経が通っているということをわかっていないと、間違えて切ってしまうことがあるので、解剖学の知識が重要とのことです。

手術というのは、病変を切除するだけでなく、その後につないでいって再建をしなければばいけません。なるべく血管や神経を切らないほうが、後遺症が残らずに済みます。血管や神経へのダメージを最小限にできる医者が名医です。勉強だけしてきた頭でっかちな外科医は良くないと言われますが、解剖学を勉強しない器用なだけの外科医も良くないのです。

安心材料を述べておきますと、日本の外科医は丁寧に手術をするので、世界的に見ると医療ミスの割合が非常に少ないほうです。報道されているように、一部の医者は医療ミスを繰り返していますが、例外的なケースと考えたほうがいいでしょう。日本の保険医療制度の下では、手術がうまくても下手でも保険点数は変わらないので「腕を磨こう」というインセンティブがあまり働きませんが、それでも一所懸命に腕を磨く努力をしている外科医がたくさんいます。

これには入試制度も貢献していると私は見ています。医学部に合格するにはセンター試験で九割以上の点数を取らないといけません。センター試験でミスが少ない人が受かる試験ですから、「ミスをしてはいけない」という感覚が受験生のときから染みついているのではないかと思います。また、受験競争に勝ち抜いた人たちは負けん気が強い人が多いので、他の医者に負けないようにそれなりに努力をします。

二〇二〇年からはこのセンター入試が改変されて複数回受験できるようになる上、九十一点でも満点でも同じ扱いを受けるようになります。さらに二次試験はすべての大学が原則ＡＯ入試になり面接も重視されるわけですが、この結果、医療の質は落ちる可能性が高いと思います。

日本最高峰のはずの東大病院を有名人が避けるのはなぜか？

東大病院は日本で最高峰の医学部附属病院のはずですが、診療面においてそれほど人気があるわけではありません。

有名人やお金持ちたちは東大病院よりも、東京女子医大や慶應大や順天堂大などの病院に行きます。天皇陛下の心臓バイパス手術のときも、診察したのは東大病院ですが執刀したのは順天堂大の天野篤《あつし》教授です。東大病院の教授は横で見ていただけです。

東大をはじめとした大学の医学部というのは研究が主体ですから、教授になるのは論文の多い人、論文が認められた人です。医学部の教授たちは、自分たちは医学者であり医学者のほうが臨床をする医師より上だと見ています。

彼らが研究している対象の多くは動物です。患者さんの臨床をしないで、動物実験ばかりしています。動物実験で取れる医学博士の学位は、私に言わせれば獣医の免状のようなものです。

大学医学部では臨床が下に見られ、動物実験が重視されています。そういう大学病院で手術を受けるのは、かなりリスクが高いでしょう。

東京では、東大病院よりも他の病院に手術の上手な医者が多いことが知られていますから、好んで東大病院で治療を受けようとする人は限られています。お金持ちや有名人たちは、少しでも治る確率を高めたいので、東大病院ではなく、臨床に強い他の病院を選ぶのです。

東京女子医大は、昔から腕のいい医者を集めてくるという方針を続けています。その評判を知っているセレブたちは、東京女子医大を選びます。東京女子医大には、優秀な医者を集めてセレブ向けの病院にしたいという方針があるようです。教授会の序列は売上げ順になっていて、売上げの低い教授には発言権がないと聞いたことがあります。病院経営のあり方としては、そういう病院があっても不思議ではありません。

順天堂大学は理事長が代わって積極経営になり、腕のいい医者をどんどん引き抜いています。天野篤先生は、ずっと民間病院で勤めていて、大学で教えたこともなければ、助手にさえなったことのなかった先生です。しかし、そういう経歴でも抜群の腕を持っているということで、引き抜いて教授にしています。

こういう情報は有名人やセレブたちの間ではよく知られたことですから、東大病院ではなく腕のいい医者のいる病院に行くのです。

東大病院が避けられているのは、もう一つ理由があります。それは「保秘」です。セレブの人たちにとって一番重要なことは、自分が入院していることを他の人に知られないことです。今は違うかもしれませんが、私がいた当時は東大病院の職員組合は共産系とされていました。大物政治家が東大病院に入院しようものなら、翌日には共産党幹部はその情報を入手しています。「あの議員はかなり重い病気だ」などということが知られると、その政治家は政治的影響力を失ってしまいかねません。

それで情報漏れが起こらないようにするために選ばれていたのが、国立医療センターだそうです。職員の選抜が厳格なので、国立医療センターなら秘密が守られやすいのかもしれません。今でも政治家たちはよくそこを利用しています。ただ、循環器に関しては腕がいいという話を聞いたことはありません。秘密が守られることと、腕がいいかどうかは別問題です。秘密を守ってもらえて腕のいい医者のいる病院として、東京女子医大、順天堂大、慶應大などにセレブたちは行くのだろうと思います。

台湾の李登輝元総統も受診に訪れる岡山の病院

心臓に持病をもつ橋本龍太郎元首相も国立医療センターにたびたび入院していました。私が不思議に思ったのは、なぜ地元のいい病院を選ばなかったのかということです。

橋本元首相の地元は岡山県ですが、岡山県には倉敷中央病院という病院があります。同病院の光藤《みつどう》和明先生のところには、いつも台湾の李登輝元総統が検査やカテーテル治療を受けに来ます。それほど腕のいい先生がいる地元の病院になぜ行かなかったのか、とても不思議です。

世界の要人たちは最高の医療を受けるためにどこにでも行きます。それなのに、日本の首相が最高の医療を受けようとしなかったのです。厚生大臣も務めたことがあるにもかかわらず、役に立つ医療情報を持っていないのではないかと思いました。

保秘ということもあるのでしょうが、厚生省の役人に嫌われていたのか、あるいは、厚生省も腕のいい医者のいる病院についての情報を持っていないのか、優れた医者のいる地元の病院に行かなかったのです。

ちなみに岡山県では、岡山大学心臓血管外科の佐野俊二教授も腕がいいと評判です。以前の岡山大学では、小児科から心臓外科に送った患者さんが手術で死んでしまうことがたびたびあったので、看護師や他の診療科の先生たちが画策して、助手だった佐野先生をいきなり助手から教授に引き上げました。それだけ腕の良さが仲間内で評判だったということでしょう。

一般的に大学病院はダメだと述べましたが、それは制度として優秀な臨床医を登用するシステムになっていないということであって、個別に見ていけば大学病院にも優秀な先生はいます。

石川県の金沢大学病院には、少し前までは、手術支援ロボットを使った心臓外科手術をする渡邊剛《ごう》先生(現ニューハート・ワタナベ国際病院総長)がいました。手術のダメージをより少なくするため、手術支援ロボットの「ダヴィンチ」を使った手術が泌尿器科や消化器科などで広がっていますが、心臓外科手術でロボットを使える日本でほぼ唯一とも言っていい先生です。

今は、インターネットの情報や地元の評判などで、どの病院にどんな医者がいるかを知りやすい時代です。自分で腕のいい医者を探す意欲があれば、情報は手に入るだろうと思います。

ただし、常に情報をアップデートしていないと、人事異動や引き抜きなどで、優秀な先生が別の病院に移ってしまっている可能性もあります。こまめに情報を集めたほうがいいと思います。

大学病院で診てもらうなら、「教授」という肩書きで選ばない

医学部教授の中には手術がものすごくうまい先生もいますが、研究ばかりしている先生もいます。腕がいいかどうかという情報は公開されているわけではありませんので、どちらの教授に当たるかわからないところが最大の問題です。研究ばかりしている教授に当たってしまったら、手術が失敗する確率が高くなります。

私の印象に過ぎないかもしれませんが、それでも外科系の医師は教授に就任して間もない頃が一番バランスの取れた時期ではないかと思います。今はまったく手術の腕がダメという人を教授に選ぶことはありませんし、最新の研究も行ない知識も最新のものです。教授になって医療への意欲もいっそう高まっているだろうと思います。そういうときには一所懸命に手術をしますので、不注意によるミス（腕が悪いせいの手術の失敗はあり得ますが）というのは、ほとんどないのではないかと思います。

ところが、教授に就任して五年も十年も経つと、教授という仕事は雑務が多く時間がな

い上、だんだんと自分の考えに凝り固まるようになり、新しいことを学ぼうとしなくなる人がいます。手術を下の者に任せて現場から離れてしまう教授もいます。そういう人に「教授」という肩書きだけで手術を頼んでしまうのは、かなりリスクがあります。

「医学部教授」というのは、ステータスの高い肩書きですが、手術の腕を保証するものではありません。肩書きにごまかされないようにすべきです。日本の場合、一度教授になってしまうと無審査で定年までいられることがほとんどです。特に長く教授をやっていると学界ボスになったり、権威と言われたりしてしまうのですが、逆にそういう人のほうが危ないのです。

私が大学病院を信じない大きな理由

私が大学病院を信用しない大きな理由は、精神科にどんな教授がいるのかということがあります。つまり、精神科の教授に「生物学的精神医学」を専門とする人と「カウンセリング」を専門とする人のどちらが就いているかということです。前者では、脳の状態を改善するために薬の処方を中心とした治療をします。一方、後者は患者さんの話をじっくり聴くことから治療を始めます。大学病院の精神科教授のプロフィール欄を見れば、だいたい想像がつくのではないかと思います。

一般的に言うと、精神科の教授選で、前者を専門とする人と後者を専門とする人が候補者となっていた場合は、前者の人が選ばれます。論文の数が圧倒的に生物学的な人のほうが多いからです。現在では全国八十ある大学医学部で、精神科の主任教授がカウンセリングを専門とするところは一つもありません。

慶應大学医学部には有名な精神科医の小此木《おこのぎ》啓吾先生がいました。小此木先生は精神分析やカウンセリングを重視している先生です。その小此木先生は医学部では万年助教授でした。慶應に限らず、医学部の精神科では生物学的精神医学が主流なのです。日本の医学部がいかにカウンセリングを軽視しているかがわかる例です。

生物学的精神医学を専門とする精神科教授がいる医学部では、心療内科にいい先生がいたり、准教授や講師にそれを専門家とする先生がいない限り、学生たちはカウンセリングや心のケアについては六年間まったく教えてもらえません。今は多少変わってきましたが、医学部を卒業すると、多くの人はその大学の大学病院に勤めます。つまり、その大学病院の医者たちは、どの診療科の医者も、患者さんの心のケアについては何も教育されていない可能性が高いということです。

そういう医者たちは「臓器の治療」を中心に考えがちで、精神面にはあまり気を配ってくれません。カウンセリング技術を身につけていないので話も聴いてくれないかもしれませんし、よほどセンスのいい人でないと患者の心理的な要因に考えが及ばないでしょう。個人差を考慮せずに治療するタイプの医者になりがちです。

医者にきちんと話を聴いてもらった上で治療を受けたいのであれば、カウンセリングを専門とする精神科の教授がいる大学病院を選んだほうがいいはずです。しかし、そんな大学病院は、主任教授ではないがカウンセリングを専門とする精神科の教授がいる慈恵医大など僅かしかありません。その大学病院の医者たちは、医学生時代にカウンセリングというものを学び、重要性を知った上で医者になり、各診療科で医療に携《たずさ》わっている可能性が高いはずです。

民間の総合病院でも、カウンセリングを重視する精神科の名医を置いている病院は、その人に影響を受ける他の科の医者が多くなる傾向があります。私が在籍した浴風会病院では、老年精神科の名医竹中星郎先生が副院長まで務められたのですが、その先生の影響を受ける医師の多い病院でした。そういう病院では、どの診療科にかかる場合も、心理面にも配慮した対応をしてもらえるのではないかと思います。

名医は紹介がなくても相談に乗ってくれる

地元の内科クリニックに通っている人は、がんなどの疑いが出てくると詳しい検査や治療のために専門医が紹介されます。昔は医局の系列の力が強かったので、出身医局に頼むケースが少なくありませんでした。

今は、系列の枠組みが弱くなってきましたので、症例に応じて、系列の枠を超えていろいろな専門医を紹介する内科医が増えてきています。

それにもかかわらず、一つの大学病院の医局しか紹介しないような内科医は、基本的には何も調べていない医者と考えていいと思います。「あの先生は、いつも○○大学に紹介する」というような評判が立っていたら、さらに情報を集めたほうがいいでしょう。その大学にいい先生がいるから紹介しているのか、それとも自分の出身医局だから紹介しているのか、いろいろな理由が考えられます。出身医局に紹介しているという場合は、あまり期待しないほうがいいかもしれません。

外科手術を受ける場合は、緊急に手術が必要というケースでなければ、地元を離れて少し遠くに行ってでも、腕のいい先生に手術をしてもらうほうがいいと思います。自分の命がかかっているわけですから、地元にこだわるよりも、治る確率の高い先生に執刀してもらうことを検討したほうがいいでしょう。

医局の系列の枠組みが強かったときは、系列外からの受け入れはしてもらえませんでしたが、今は、より多くの患者さんに来てもらったほうがいいので系列外からでも受け入れをしています。それでも大学病院の場合は、手術の腕はあまり期待できないわりには閉鎖的なところがあります。一方、評判の良い民間病院には腕のいい外科医がいて、しかも外部の人も受け入れてくれます。紹介状がなくても、自分で調べて相談に行けば拒否されるということはまずありません。

医局から独立して仕事をしている医者は昔は「はぐれ者」扱いでしたが、今はそういうはぐれ者の医者のほうが「この先生は手術がうまい」という人を紹介してくれます。時代が変わったと言えば、変わったのです。

患者の手術後のことを考えない医者は、良い医者とは言えない

外科の手術を受ける際には、インフォームド・コンセントが行なわれます。例えば、胃がんの手術のときには、手術中に死亡する確率、麻酔で死亡する確率、出血多量で死亡する確率などが伝えられます。今は減りましたが、昔は麻酔で死亡することが結構ありました。細かいことを聞いてもよくわからないかもしれませんが、それらのことを伝えられた上で、胃がん手術を受けるかどうかを決めることができます。手術を受けると決めたら、本人や家族が同意のサインを求められます。

インフォームド・コンセントでは、手術中のことは伝えられますが、手術後のことはあまり伝えられません。胃がんの手術で胃の全部または一部を摘出してしまうと、食事をあ

まり食べられなくなって低栄養になったりすることがあります。

外科のインフォームド・コンセントを受けるときに確認したいことは、手術中のことととともに、手術後のことです。手術後のことをよく聞いて下さい。手術後のことをきちんと考えてくれていない医者は、あまりいい医者とは言えません。術後のことが大事なのです。天皇陛下の心臓バイパス手術の執刀医に天野先生が選ばれた大きな理由は、心臓を止めずに手術を行なうオフポンプ方式で手術ができる名医だからです。

心臓バイパス手術の場合、方法としては、人工心肺装置（ポンプ）を使う方式と人工心肺装置を使わないオフポンプ方式があります。人工心肺を使う場合は、心臓を冷やし、いったん心臓を停止させて、心臓の代わりにつないだ人工心肺から血液を流します。心臓を止めている間に冠動脈のバイパス手術を行ない、無事に手術が終わったら心臓の温度を徐々に上げていき心臓を動かします。心臓が動いたら人工心肺装置を止めて外します。

ところが、僅かな確率ですが止まった心臓が動かなくなって、そのまま死亡してしまうことがあります。また、術後の心臓の元気さもオフポンプのほうがよいと言われています。人工心肺を使う場合には、そのリスクを覚悟しなければいけません。高齢でいらっしゃる天皇陛下の手術の際には、心臓を止めて動かなくなるリスクが考慮されて、心臓を動かしたまま手術をするオフポンプ手術が選ばれています。

手術を受ける際には、「手術が成功するだろうか。手術中に死なないだろうか」と手術中のことにばかり意識が向かいがちですが、手術後の生活も大事なことです。手術後のことをきちんと考えてくれる医者を選ぶべきです。

前にも述べたように、乳がんの手術の場合は、昔は乳房をすべて切り取ってしまう手術が行なわれていました。がんの再発のリスクは少なくなりますが、肩の筋肉まで落としてしまうので肩が上がらなくなる健康障害が残ることがありました。また、乳房をなくしてしまうことは、女性にとっては大きな精神的ショックです。そうした健康上の問題、美容上の問題もきちんと考えると、現在の術式のほうがはるかによいのですが、近藤先生がその術式を日本に持ってきた当時は患者のことより、外科の偉い先生の顔色を見る外科医が多くて、ほとんど普及しなかったのです。

下手な人が手術をすると群馬大学の事故のようになる

手術時の大きな傷を減らすために開発されたのが、腹腔鏡《ふくくうきょう》手術です。例えば、胃がんの手術であれば、開腹手術の場合、腹部を二十センチくらいメスで切ります。傷が大きければ大きいほど傷が治るまでに時間がかかります。

また、通常は内臓は外気に触れることはありませんが、開腹によって外気に触れることになり感染症などのリスクも大きくなります。

そのリスクを減らすために、開腹をせず小さな孔《あな》を開け、そこから手術器具とカメラを挿入して手術をするのが腹腔鏡手術です。傷が小さくて済みますから、回復までの時間が短くなります。最近は術後になるべく早く体を動かすようになりましたが、開腹手術と比べると腹腔鏡手術は体を動かせるようになるまでの時間が短くてすみます。術後のことを考えると腹腔鏡手術は非常に有効な手術です。

良いことばかりに思えますが、腹腔鏡手術は長い棒のような器具を使って小さな領域での手術をしなければいけませんので技術的には難しくなります。誤って動脈のような大事な血管を切ってしまって、出血が起こることもあります。そういう場合には、緊急開腹手術に切り替えて、すぐに出血を止めないといけません。

ですから、群馬大学で十八人も死んだことでわかるように、十分な経験のない医者がやるのは非常に危険であり、開腹手術もうまい人が腹腔鏡手術をする必要があります。腕を磨いた外科医が腹腔鏡手術をすれば効果的な手術になりますが、腕が未熟な医者がやると危険な手術です。経験が少ない医者が手術をする場合には、ベテラン医師や指導医が付いていなければリスクは大きくなります。

ところが、実際の医療現場では「腹腔鏡なら傷口が小さくて済みますよ」といった簡単な説明をされただけで手術を受けているケースが少なくありません。医者の経験度をリスク要因として患者さんに話す人はまずいません。

「先生は、これまでに何例くらいやったんですか」とは聞きにくいでしょうから、手術件数などの情報を事前に自分で集めておくことが大切です。

「訴えられたくない」という医者の心理を利用せよ

手術を受けるときに、医者にミスをさせないためには、医者に注意深く手術をさせることです。それには、「裁判に訴えられたくない」という医者の心理をふまえた接し方をするのが効果的です。

外科医にとって一番怖いのは、失敗したときに訴訟を起こされることです。外科医はどういう患者さんが訴えるかをよく知っています。それは、情報をよく調べてくる人です。ガイドブックやネットで調べて「この病院は手術の症例数が多いと書いてあったので来ました」とか「この病院は消化器系に強いと知って来ました」などと言う患者さんには用心します。何かの拍子に、患者さんの身内に弁護士がいることを知ったりすると、医者は「気を付けなければ」と思います。

注意深くやれば医療ミスはそうそう起こるものではありません。しかし、ケアレスにやるとミスが起こる可能性が高くなります。

ミスをさせないために、医者に謝礼を払う人もいますが、謝礼はあまり効果はありません。百万円くらい払えば「ミスをするとまずいな」と思ってくれる医者もいるかもしれませんが、五万円や十万円では「気を付けよう」と思ってくれる医者はまずいないでしょう。

そもそも人間の心理は、「得」よりも「損」のほうに動機づけられます。そして、ノーベル経済学賞受賞者のダニエル・カーネマンらが理論化したように、後者のほうが心理的に与えるインパクトが大きくなります。

例えば、月収三十万円の人が毎月給料を三万円増やして三十三万円にしてもらった場合のうれしさと、三万円減らされて二十七万円にされた場合の不満では、減らされた不満のほうが大きくなります。人間は損失が起こることには耐えられないのです。

そういう心理学的な見地から見ても、「失敗すると訴えられる」と感じる患者さんのほうに対して、謝礼を百万円くれる患者さんよりも一所懸命に手術をするのは当然の心理だろうと思います。

医者の側は「この患者さんは知識を持っている」と思うと、訴えられる可能性があると感じます。医者にそう思ってもらうためには、きちんと情報を調べて、知識を身につけてから医者と手術の相談をするのが良いと思います。

群馬大学医学部の腹腔鏡手術で亡くなった患者さんたちは、どのくらい調べて医者にプレッシャーをかけていたのか気になります。群馬大学は研究志向であり、臨床よりも研究を重視していることは様々なところに情報が出ています。群馬県の人たちの中には、群大は手術があまり上手ではないとの理由から東京の病院に手術を受けに行く人が結構います。

地方の国立大学の大学病院は、その地域でのブランド力は非常に高いものの、手術の実績は低いところが結構あります。

地方の大学病院の医者たちは、「うちに来るんだから、何も調べてきていないんだろう。訴えることもないだろう」と患者さんをなめている可能性があります。情報をよく調べずにブランドで大学病院を選ぶと医者にいいように扱われます。そして、現実に十八人も死ぬまで事件が発覚しなかったように、これまで亡くなった患者さんは訴えてこなかったのです。

病院のブランドではなく、医者の実績をきちんと調べてから手術を受けるのが自分の身を守るのには大切です。

大学病院では練習台にされる恐れもある

天皇陛下の執刀医だった天野篤先生のところには、天野先生に手術をしてもらいたくて患者さんが集まります。今は「天皇陛下の執刀医」というブランドで天野先生を頼る人がいるかもしれませんが、天皇陛下の手術をされる前から天野先生の手術の実績についての情報はマスコミにたくさん出ていました。

その頃に天野先生の手術を受けようとする人は、医療関係の本をたくさん読んで、症例数などの情報を比較検討した上で天野先生の元に行ったのだろうと思います。名指しで病院に来て「ぜひ、先生に手術をお願いしたい」と言われれば、執刀する側は手を抜くことなどできません。そのような患者さんに対して「一所懸命に手術をしよう」と思うのは当たり前のことです。

もともと手術の上手な先生が一所懸命に手術をするのですから、ミスなど起こりようがありません。こうしてどんどん実績が高くなっていくのです。

一方、大学病院に来る患者さんの多くは、医者を名指しで来るわけではなく、大学病院のブランドで病院に来ます。大学病院の若い医者たちは「何で手術の実績が大したことがないのに、うちに来るんだろう」と不思議に思っているくらいです。教授のほうも、自分を名指しで来た患者さんには丁寧に接しますが、そうでなければ「お前やっておけ」と言って下の者に手術をやらせます。

教授自身手術が下手な場合もありますが、それよりもさらに経験の浅い人が手術をすることもあるわけですから、手術の成功率が下がるのは当然です。言葉は悪いですが、実質的に練習台にされているのです。

ものすごいブランドの大学病院であっても、実績の低い大学病院では手術を受けないほうがいいでしょう。ともかく本やインターネットなどを駆使して情報を調べることです。

医者の言うことを盲信せず、疑問点は質問して解消せよ

近藤誠先生はがんの放置療法を勧めています。それに対して医者たちが束になって反対

意見を述べています。

どちらが正しいとは一概に言えませんが、近藤先生の主張には一理あります。例えば、消化器系の手術の場合、胃腸を切除してしまうと栄養を摂れなくなって、栄養状態が悪くなります。手術は成功しても、どんどんやせ細っていって早く老け込んで長生きできないケースがあります。

ほとんどの人が実は持っている甲状腺がんのように進行の遅いがんでは、取っても取らなくても死亡率は変わらないというデータもあります。神経芽細胞腫のように、検診で発見率が二倍になったのに死亡率が減らず、逆に治療を受けた人のほうが予後が悪いとわかって、国家レベルの集団検診が中止になったがんもあります。がんの病変を切除することが絶対的に正しいとは言えないのです。

近藤先生の主張を否定する人たちは、近藤先生が根拠を示していないことを理由にします。しかし、否定している人たちも明確な根拠を示せていません。海外のデータを持ってくることはできても、日本人を対象とした大規模で長期的な予後を調べた比較調査はほとんどありません。

一番良くないのは、信者になってしまうことです。近藤先生の説の信者になってしまったり、あるいは、従来の説の信者になってしまったりすると、そのときはよくても後悔するかもしれません。

納得した医療を受けるためには、医者の話を聞いた上で、自分でも情報を調べてみることです。一つの方法だけではなく複数の方法を比較して、疑問点についてはきちんと医者に質問していくことが、よりよい医療を選ぶことにつながります。

認定医や専門医の資格は、腕の良さとは無関係

医者の世界には、認定医、専門医、指導医などいくつもの肩書きがあります。そういう肩書きを過度に信用する患者さんがいますので、どういう仕組みかを簡単に説明しておきたいと思います。

もともとはアメリカから入ってきた考え方で、診療科ごとに専門医を認定しようというものでした。アメリカでは学会が認定するのではなく、学会とは独立したある種のＮＰＯ

のような団体が認定します。学会とは別に、腕のいい医者が集まって職能団体を作り、そこが技術も含めて試験をして認定する仕組みです。お勉強のできる人たちの集まりではなく、腕のいい職人さんたちによる試験です。

アメリカの場合は、レジデントと呼ばれる研修医として四年間の研修を受けた後、消化器内科なり、心臓外科なりの専門医試験を受けて専門医になります。それぞれの職能団体には、腕のいい消化器内科医、腕のいい心臓外科医が集まっています。その中の役員の人たちから技術を認められると専門医になれるのです。

日本もアメリカの専門医制度のまねをしようとしました。しかし、日本には学会はあるものの、腕のいい医者が集まった職能団体というものはありません。そのため、学会が専門医を認定するようになりました。認定医と専門医は呼び方は違いますが、ほぼ同義語と考えてもらえばいいでしょう。学会によっては認定医の上に専門医を置いていたり、さらにその上に指導医を置いていたりします。呼び方が違うだけで学会が認定している点は同じです。

学会というのは、そもそも腕の良し悪しを競うところではなく、論文発表の場です。学会の上層部の人は、臨床現場の人ではなく研究を中心としている大学教授たちです。臨床経験の少ない大学教授たちに腕の良し悪しなど判断できるはずがありません。

では、どうやって認定をしているのかというと、基本的にはペーパーテストです。ペーパーテストの点数で合格点を取らなければ専門医の資格は得られません。それに加えて、手術症例数何例以上といった基準を満たした指定病院で研修を受けることが決められている場合もあります。認定医制度は、医者の腕を認定するものではなく、技術力とはまったく関係のないものです。

認定医資格を得るためのペーパーテストは、これがまた曲者《くせもの》です。学会を牛耳っている医学部教授たちは研究ばかりしていますので、自分が症例報告をしている珍しい病気や、臨床現場では誰も見たことも聞いたこともないような奇病難病を試験問題に出します。「どうだ？　君らはこんな病気知らないだろう」という感じです。肝心の臨床に必要なことが出されず、重箱の隅をつつくような学術的な問題ばかりが出されます。

日本の医師国家試験も同じで、重箱の隅をつつくような試験問題がたくさんあります。大学教授ではなく、臨床の第一線で活躍している医者が問題を作れば、もっと良い問題になるだろうと思いますが、出題委員の七割くらいが大学教授です。

私は、神経内科の専門医試験を受けたときに、臨床とは無関係の問題がいかにたくさん出されているかを実感しました。奇病難病の問題ばかりなので、本を読んで自分で勉強して受けてもまず受からないと思います。私の場合は、たまたま東大の医局の人たちと仲良くしていて一緒に勉強をしていましたので、問題の傾向を教えてもらっていました。過去問は発表されていませんが、東大の医局では毎年五、六人が専門医試験を受けるので、その人たちが問題を覚えていて過去問集を作っていました。それを勉強していたので何とか最短の年限で合格することができました。専門医になるために臨床の腕を問われることは一切ありませんでした。

繰り返しますが、学会というのは学問を追究する場であって、技術を持った人の集まりではありません。その学会が認定医、専門医の資格を出しているわけですから、臨床の腕などまったく当てにならないのです。ある程度の知識を持っていることは確かですが、認定医、専門医と腕の良さとは無関係だと思っておいたほうがいいでしょう。

「大学病院の専門医なら手術がうまい」と思ったら大間違い

認定医、専門医の資格を持っているからといって、保険の点数が上がるわけではありません。ただ、自分が開業したときに看板に掲載することはできます。一般の患者さんに「専門医のほうが専門性が高いだろう」と思ってもらうためです。患者さんを引きつけるためだけの肩書きと言っていいかもしれません。

その肩書きが各学会から乱発されています。私も精神科の専門医、神経内科の専門医、精神分析学会の認定精神療法医の資格を持っています。精神科領域だけでもいくつもの学会があり、それぞれ専門医資格があります。全診療科を合わせると数十種類の専門医資格があるのではないかと思います。

これらの資格は、資格ビジネスのような様相を呈しています。学会に五年間に二、三回出席しないといけなかったり、専門医資格を更新するためにいくつものセミナーを受けなかったりしないといけません。更新料も三万円とか五万円とか、かかります。

更新料そのものは、医者にとってはそれほど高額ではありませんが、更新するためにセミナーに出席してポイントを取るのが結構大変です。年によって場所が異なり、全国各地でセミナーが開かれますので出張するだけで時間を取られます。専門医が努力して勉強している証拠とも言えますが、腕の良し悪しは保証されていません。その分臨床を休まないといけなくなるのですから。

ですから「大学病院の専門医なら手術がうまいだろう」などと思うのは勘違いです。大学病院というのは研究に重きが置かれ、臨床は二の次になっている場所なので、そういうところの専門医を買いかぶると、後悔することもあります。

大学病院のブランドや、専門医という肩書きで医者を選ぶのではなく、実績に関する情報を集めて冷静に判断したほうが、自分の健康のためになります。医者選びも含めて、自分で判断して決めるのが自己決定医療です。

自己決定医療は患者さん中心の考え方ですが、それには自分で勉強して調べることも必要になります。自分で調べない人には、自己決定医療になってもあまり恩恵をもたらさないだろうと思います。

老年医学会の専門医がいない県ほど、高齢者が長生きしている

ご説明した通り、日本の場合は臓器別診療になっていますので、臓器ごとに循環器学会、呼吸器学会などがあり、各学会が認定医、専門医を認定しています。ただ、老年医学会の場合は他の学会とは少し違った制度になっています。

老年医学会では専門医の上に指導医というものが置かれており、指導医がいる研修指定病院でないと専門医資格を取れない仕組みです。一見、すばらしい制度に思えるかもしれませんが、実態としては、老年医学会の指導医制度は天下り制度のような状態になっています。この学会の指定医を雇っておくと、ほぼ自動的に研修指定病院になれるので、大学の教授をやめて十年以上経つような高齢の指導医（年齢制限はありません）の天下りを受け入れていきます。そして、指導医がいない病院でどれだけ高齢者を診療しても専門医にはなれないのです。

例えば、長野県の諏訪《すわ》中央病院のように高齢者医療では全国トップレベルの病院で研修

を受けても、同病院は指導医を置いていませんので老年医学会の専門医にはなれません。同病院だけでなく、長野県には指導医を置いている病院が少ないため、県内にほとんど老年医学会の専門医がいません。

しかし、その長野県が全国の平均寿命が男女とも一位です。一人当たりの老人医療費も日本一安いのも特徴です。データを調べてみると、老年医学会の専門医が少ない県ほど平均寿命が長く、老年医療費も安いという逆相関が生じているくらいです。要するに、老年医学会の専門医は高齢者医療にほとんど貢献できていないということです。

その理由は、老年医学会がつい最近まで薬漬けの医療の研究を中心にしてきたからだと思います。老年医学会の専門医が少ない県のほうがむしろ、高齢者にはあれこれ処方しないほうがいいと考える先生が多いので、それが幸いして高齢者の寿命を延ばしてきたと思われます。

老年医学会の専門医制度は、腕の良い臨床医を専門医として認定する制度ではないため、皮肉なことに、専門医の少ない県のほうがかえって高齢者が長生きするという逆転現象が起こっているのです。

第6章

「いつまでも若くいたい」と思って美容医療を受けていい

美容医療でしわが取れると気持ちが若返る

医学の中で、近年一番進歩してきたのは美容医学です。しわは、ほぼ消せるようになってきました。

欧米人の中では、美容医学でしわを伸ばすことがかなり普及してきていますが、それを拒否している人もいます。例えば、キャロライン・ケネディ駐日米国大使です。彼女はまだ五十代ですが、しわが多いことで話題になったことがあります。おそらく自分の美学として、人工的なものを排除したいという考え方なのでしょう。欧米人の価値観に逆らって自分を貫いているところは立派だと思います。

ケネディ大使を見ていると、いかに多くの欧米人が美容整形をしているかがわかります。ケネディ大使と同世代の人で、非常に若々しく見える欧米人がいたとしたら、「ボツリヌストキシン」でしわを取っているのだろうと想像してしまいます（一般的な商品名はボトックス。私のクリニックでは、もう少ししわがジワっと伸びるフランス製のディスポートというボツリヌストキシンを使っています。日本ではボトックスと呼ばれることが多いので、以下ではボトックスと呼びます)。

日本人の中には、美容医学を受けてまで若く見せようとするのは「反則技」という考え方をする人が多く、ボトックスを怖がる人もいます。しかし、欧米人は自分の気持ちが前向きになるなら美容整形を利用するという考え方です。

実際、ボトックスをしている人に聞いてみると、しわが取れて肌が若々しくなることは、ものすごく気分がいいそうです。いろいろなことに前向きになれると聞きます。同じように、男性で頭の禿《は》げた人が植毛などをすると、若々しく見えるようになるので、気分も若々しくなり積極的な気持ちが出てくるそうです。

個人の志向の問題ですから、ケネディ大使と同じように人工的なものを避けるという考え方もあります。一方で、美容医学はＱＯＬ(生命の質)や主観的な幸福感を高めてくれるというメリットもあります。前に触れたＷＨＯの健康の定義にあるように、主観的に満たされた状態は、健康にとっては大きな要素です。

美容外科に対する偏見は昔より薄れてきた

私が若い頃は、医者の世界では美容整形は一段低い仕事と見られる傾向があり、「命に関係がない仕事をしているのは医者とは言えない」という考え方もありました。美容整形は保険診療ではないので、すべて自費診療です。高い治療費を取る医者もいましたから、美容外科は医者ではなく商売人と見られていました。そのため、美容外科を志望する医学生は、ほとんどいませんでした。

今は、美容整形に対する偏見はかなり緩和されました。今の若い医学生は昔の医学生とは考え方がかなり変わって、一学年のうち一割くらいの人が美容外科を目指すようになり、過当競争が起こっているくらいです。

お金持ちになりたくて美容外科に行こうとする学生もいるかもしれませんが、美容が心の健康に及ぼす影響を真剣に考えて美容外科に行こうとしている学生もいるでしょう。こうした学生の意識の変化を見ていると、今後は主観的な健康にも目を向ける医者が増えていくだろうと思います。

ＱＯＬや気分の面から言えば、美容外科で治療を受け、美しくなり、若々しくなることを選択するのは一つの方法です。

ただし、気を付けるべきことは、美容外科は自費診療だということです。手術後にばい菌が入って膿《う》んだ場合には抗生物質を処方してもらうことになりますが、その薬代も自費になります。混合診療が認められていないので、自費で手術を受けたらそれに伴う薬代も保険はききません。

混合診療というのは、保険がきく治療に関しては保険で支払いをし、保険外の部分については自費で払うというものです。日本では混合診療が認められていないため、保険のきかない治療が含まれると、保険診療分まで保険がきかなくなり、すべて自費となってしまいます。例えば、がんの治療で保険外の抗がん剤を使うと、保険がきくはずの検査代まで全額自己負担になります。

美容外科の場合も、保険診療ではありませんので薬代もすべて自費になります。その点は知っておいたほうがいいと思います。

ちなみに、保険で薬を処方してもらうために、よその病院に行って膿の治療だけをしてもらう人もいます。

歯の健康や美しさも心や体の健康に影響する

歯というのは、健康にとって重要な役割を果たします。健康な歯できちんと食事をとれることは、健康に大きなメリットを及ぼします。歯がボロボロになってきて、食事に制約が出てくると健康状態にも影響してきます。栄養状態が健康に寄与することは、これまで述べてきた通りです。

また、前歯が抜けてしまった人や入れ歯の人は、人と話をすることをためらいがちになり、気持ちが積極的でなくなって、ＱＯＬが下がってくることがあります。歯の健康、歯の美しさは、体の健康や心の健康に大きな影響をもたらします。虫歯を治すことはもちろん大切ですが、お金があるのなら美容歯科を利用することもＱＯＬを高めることに役立ちます。

歯科の世界では、世の中が格差社会で二極化されてきたことで、安い歯科治療を求める大勢の人と、インプラントなどで高価な美容歯科治療を求めるお金を持った人がくっきりと分かれてきました。

それに呼応するかのように歯科医の世界も二極化されてきています。食べていけない歯科医がたくさんいる一方で、美容歯科を専門にしてフェラーリを乗り回している大金持ちの歯科医もいます。

歯科医療においても制度上は混合診療が認められていませんが、実質的には混合診療の状態になっていて、歯科医は保険外で利益を上げるという考え方をしています。

昔の歯科医は、金歯を入れて利益を得ていました。金歯の部分は保険がきかないので、高額の治療費を請求できます。その代わりに、保険診療分に関しては保険の点数をものすごく低く抑えられました。「保険点数は低いけど、金歯で儲ければいいでしょう」という考え方でした。

ですから、歯科医に行って普通の保険診療を受けると百五十円とか二百円とか非常に安い金額しか取られませんが、金歯を入れることになると、いきなり百万円くらい取られたりしました。

昔は金歯が一種のステータスでしたので、高くても金歯を入れる人がいました。今は、金歯を入れているほうが格好が悪いので、百万円も出して金歯を入れる人はいません。そのお金があれば、美容歯科やインプラントに使うはずです。こうした価値観の変化で、一般の歯科医は安い保険診療ばかりで儲からなくなり、一部の美容歯科だけが儲かるようになってしまいました。

世の中が高齢化すれば歯科医の需要は増えるはずですが、保険診療が多いため多くの歯科クリニックは経営が苦しくなっています。

東京では歯科医の数が増え過ぎて、歯科医の経営が苦しくなっていますが、地方では歯科医の足りない地域がまだたくさんあります。最近は、東京の歯科医が地方に移るという現象が起こっています。

歯科医に限ったことではなく、医療の世界は地域格差が歴然として存在しています。東京などの都市部と地方の村落では医療の状況がまるで違います。自己決定医療といっても、東京の人には選択肢がたくさんありますが、地方の人の場合は、近くに医者すらほとんどいなくて選択肢がないというケースもあります。

自分で決める医療を全国で実現するには、医療格差の解消もしていかないといけません。厚生労働省は頑として医科大学の新設を認めようとしませんが、まずそこから変えていく必要があると私は思っています。また混合診療の問題も考えていかないと、患者さんの選択肢を増やすことができなくなります。

ひたすら薬を出すだけの精神科医が儲かる日本の精神科医療

健康のためには、心の状態を気分の良い状態に保っておくことも大切です。日々の生活の中では苦しいこともたくさん出てきますが、苦しみからなかなか抜け出せないときには、医療に頼ってみることも一つの方法です。そんなときに役立つはずの医療が精神科医療です。

ところが、この精神科医療が単に薬を出すだけの医療になってしまっていて、患者さんの話をじっくり聴こうともしない精神科医がたくさんいます。「うつ状態なら、この薬を出せばいい」と決め付けて薬を出していますが、単に脳の神経伝達物質のバランスを変えようとしているだけです。

体以上に個人差が大きいのが心です。心の治療をするのであれば、患者さんの心の苦しみや、その背景にあるもの、生活スタイルなどを聴いた上で、その人に合った医療を提供していかないといけません。

仮にAさんとBさんが「憂うつな気分がずっと続いているんです」と同じ言葉で症状を訴えていても、この二人の状態が同じとは限りません。バックグラウンドはまったく違いますし、気分の状態もかなり違うでしょう。そこを聴いて個別に対応していくのが精神科医の本来の仕事です。

そのため、薬の処方も大事ですが、その前にまずカウンセリングをきちんとする必要があります。ところが、日本の精神科医療ではカウンセリングというものが軽視されていて、保険点数も付きません。

ですから、カウンセリングは自費診療で、だいたい一時間一万円以上はします。都心で診療所のスペースを借りてナースを一人雇っているというような場合は、一時間二～三万円くらいです。そのくらいの金額でないと診療所が回っていかないからです。

さらに問題なのは、混合診療が認められていないため、自費診療のカウンセリングを受けると、薬代まで保険がきかなくなります。薬代も全額を支払わなければいけなくなり、患者さんにとっては、かなりの負担になります。こうした事情もあって、日本ではカウンセリングはなかなか定着しません。

結局、保険診療で一日百人も診て、ひたすら薬を出しているだけの精神科医が儲かるという、いびつな状態になっています。

そんな状況の中でも、患者さんの話をじっくり聴く精神科医もいます。保険診療で薬を出しながら、話を聴く時間を取ってくれる医者です。そういう精神科医はカウンセリングという言葉は使わずに、その部分はお金を取らずにやってくれます。地元でも評判になっているはずですから、探してみるといいと思います。予約は取りにくいかもしれませんが、話を聴いてくれる精神科医の治療を受けたほうが治療後の気分が違ってくるはずです。

アメリカから来た新しいうつ病の治療とは?

うつ病の新しい治療法として磁気を使ったTMS（経頭蓋《けいとうがい》磁気刺激）治療というものがあります。リラックスチェアのようなイスに座って、頭部に磁気を発生する装置を着けて外部から磁気を発生させます。脳の前頭部にあるDLPFC（背外側前頭前野）にインターバルを挟みながら四十分間くらい継続的に磁気を当てることで、脳の働きをよくしていくのです。

クリニックによって金額は違いますが、保険はききませんので一回四万五千円くらいです。全四十回くらい磁気を当てますので、合計百八十万円ほどかかります。

値段が高いのは、アメリカで開発された高価な治療機器を輸入して使っているためです。一回ごとに装着する器具を取り替える必要があり、そのライセンス料として一万円程度開発者に支払わなければいけません。そうした事情もあって、どうしても治療費が高くなってしまいます。

それでもアメリカではTMS治療はかなり普及し始めました。アメリカではカウンセリングを受けると一回五万円くらいすることがざらですから、TMS治療の値段をそれほど高く感じないのでしょう。

ちなみにTMSの有効性は五割程度です。半分の人には効かないわけですから、高いといえば高いのですが、うつ病が長引くと職業生活にも影響しますので、職を失うことに比べるとまだ安いかもしれません。年収一千万円くらいの人が職を失うとかなりの痛手です。再就職できても、はるかに収入は減ってしまうでしょう。場合によっては、ずっと失業状態です。効果が出る確率は五割程度とはいえ、百八十万円で改善される可能性があるのであれば、一千万円の年収を失うよりは損失が少なくて済みます。

日本は保険診療が中心ですから、TMS治療のような保険外の新しい医療はあまり進みません。しかし、収入の高い人は医療費にお金をいくらでもかけますので、医療産業をアベノミクスの「第三の矢」として成長戦略に入れるのであれば、自由化の方向性が必要になると思います。アップルのスティーブ・ジョブズは自分の膵臓《すいぞう》がんの治療に四十億円ほど使ったと言われています。日本は医療技術自体は高いですから、海外のお金持ちのニーズを取り込んでいけば、日本の医療はかなり競争力の高い産業になる可能性があります。医療というのは人によってニーズが違います。お金があるのに保険診療を望む人もいれば、金に糸目を付けない人もいます。QOLを我慢してもともかく長生きしたい人もいれば、長生きできなくなるかもしれないけれども日々のQOLを高めたいという人もいます。自分で自分の医療を決められるようにするためには、日本の医療制度全体を見直していくことも必要になります。

バイアグラはいかがわしい薬ではない

QOLを高めるための薬は、生活改善薬という名前が付いています。生活改善薬の代表的なものがバイアグラです。

バイアグラはED（勃起不全）の治療薬ですから保険がきいてもよさそうなものですが、厚生労働省はEDでも生活に不自由はしないということで保険適用を認めていません。セックスができるようにしたいのなら、保険のきかない薬を使って下さいという考え方です。

バイアグラが登場した当時は、副作用が懸念されていたため、心電図検査などかなりいろいろな検査をしていました。今はバイアグラの副作用についても情報が揃ってきましたので、病院によって検査のレベルは違ってきているだろうと思います。

繰り返しになりますが、日本では混合診療は認められていないため、保険外のバイアグラを使うときには、各種検査も保険適用になりません。すべて自費になりますので、かなり高額の初診料を取られたという時代もありました。

日本では、バイアグラは性欲の強い人が使う「いかがわしい薬」のように思われていますが、EDというのは夫婦生活にとっては深刻な問題です。夫婦双方のQOLに大きく関わるものですから、偏見を持たずに必要ならば利用したほうがいいのではないかと思います。

ついでに言うと、AGA（男性脱毛症）治療薬も生活改善薬の一つです。抜け毛を気にしない人もいますが、頭が禿げていくとQOLがかなり低下する人もいます。気分が低下して消極的になるくらいなら、AGA治療薬を使って気分を高めることは悪くはありません。これも個人の選択です。

昔と違って睡眠薬は怖いものではない

日本では睡眠薬はあまり好まれません。しかし、眠れないと次の日のＱＯＬが大きく下がりますし、睡眠不足は体全体の健康にも悪影響を及ぼします。もし眠れずに苦しい思いをしているのであれば、睡眠薬はとても役立つ薬です。

昔の睡眠薬は非常に強力な薬でしたから、飲み過ぎると危険な状態になりましたが、今の睡眠薬の大半は睡眠導入剤ですから、間違って、あるいは眠れなくて多い量を飲んだとしても危険性はほとんどありません。

個人の選択ですから、どうしても飲みたくない人は飲む必要はありませんが、睡眠薬のことを誤解している人もいますので、一度睡眠薬について調べてみるといいでしょう。睡眠導入剤が怖いものでないことがわかれば、その力を借りることも選択肢の一つに入るはずです。

長期連用が心配な人は、最初のうちは睡眠導入剤の力を借りて眠るようにしながら、少しずつライフスタイルを変えていって、自分の力で眠れるように工夫していくのが良いと思います。ただし、うつ病性の不眠や中高年以降に多い早期覚醒したり夜中に何回も目が覚めるタイプの不眠には、睡眠導入剤はあまり効きません。むしろうつ病に使うような薬が有効です。そのあたりは医師に相談してみて下さい。

性的・人間的な若さを保たせるホルモン補充療法

海外では非常に普及しているのに、日本では、あまり人気のない治療に性ホルモン補充療法というものがあります。

欧米では更年期女性の約半数が、韓国でも三〇％近くの女性がこの治療を受けているのですが、日本ではまだ数パーセントのオーダーです。

男性ホルモン補充療法に関しては、まだアメリカでも十分普及していると言えませんが、それでも約五百万人の人が受けているとされています。それに対して、日本は二万人程度とのことです。

ホルモンの世界では、人間というのは中性で生まれ中性で死ぬとされています。

子供の頃は男女とも自分の性ホルモンが少なく、ホルモン的には、ほぼ中性の状態なのですが、思春期に男性は男性ホルモンが、女性は女性ホルモンが急激に増えて、各々の性の特徴を身につけるようになります。

ところが、女性は更年期と言われる時期から、男性も四十代くらいから、自分の性ホルモンが減り始めて、老年期には、ほぼ中性になるわけです。

日本の場合は、ホルモン補充療法というのは、ほとんどが更年期障害といって、この時期のホルモンの変化に伴って生じる自律神経などの異常による様々な症状の治療として行なわれています。男性の場合も、亡くなった漫画家のはらたいらさんが告白することによって、男性にも更年期障害があることが知られたわけですが、その治療で補充療法を行なう人が多いようです。

しかし、自分の性ホルモンを補充することで自分の性を保っておくことには、他にも様々なメリットがあることがわかってきました。

性ホルモンを補充するといつまでも性的にアクティブでいられる面ばかりが想像されがちですが、男性の場合は、意欲や認知機能、社交性を若々しく保つ働きがあることがわかり、生涯現役のために非常に有効な治療だとわかってきたのです。

女性のほうも、認知機能の低下を防いだり、骨粗鬆症の発症を予防したり、肌や髪のハリやツヤをよくしたりする効果があることがわかっています。

このように性的にアクティブでいられる上に、人間としての若さを保つという意味でホルモン補充療法はやはりＱＯＬを上げる治療と言えます。

また、前にも少し触れましたが、婦人科系のがんや脱毛、前立腺肥大などの副作用を避ける方法が様々な形で見つかっています。

そういう意味で、性ホルモンの補充も自己決定医療の重要な選択肢と言えるでしょう。

世界中のセレブが受けるアンチエイジング治療

さて、これまでに触れた、ボトックスなどの美容措置やＡＧＡ治療などは外見のアンチエイジングと言えますし、ＥＤ治療やホルモン補充療法は、性のアンチエイジングと言えるわけですが、内臓の若返り、代謝状態の若返りなど、体の内側からのアンチエイジングも中高年以降のＱＯＬに大きく寄与します。

私は亡くなったダイアナ妃を含め、世界中のセレブが治療を受け、世界抗加齢医学会の副会長も歴任したクロード・ショーシャ先生に師事し、自らもその治療を受け、自分の自費診療のクリニックでもショーシャ方式のアンチエイジング治療を行なっています。

その基本は、前述のホルモン補充治療の他、体の酸化を避けるために、血液検査で体を酸化させて慢性アレルギーを引き起こす食品を同定したり、尿検査で、自分の代謝状態や自分の体の中の毒素（これが尿の形で排泄されます）を調べたりして、それに対応したサプリメントを処方するというものです。

日本では、アンチエイジングと言うと、ダイエットや動脈硬化の予防のようなことを言う人が多いのですが、少なくとも体を若々しく保つためには、中高年以降は栄養不足のほうがよほど危険です。

サプリメントも嫌う人が多いですが、足りないものは補ったほうがいいというのが現時点でのアンチエイジングの世界での定説です。

私がショーシャ先生を信じるのは、アンチエイジングの理論がころころ変わる中、彼が三十五年もアンチエイジング治療を続けている、それだけ長い間通っている人がいるということが最大の理由です。実際に続けてうまくいっている人が少なくないから、この治療が世界で人気があるのです。

このような形で、いつまでも若くいたいという自己決定もあっていいでしょう。

第7章

医学常識は覆されて当たり前

森鷗外が信じていた説も間違いだと証明された

現在、多くの人が信じている医学常識は、あくまでも現時点での医学常識であり、将来根底から覆される可能性があります。

実際、過去の医学常識は覆されてきた歴史があります。古くは「脚気《かっけ》」の問題がありました。明治初期のドイツ医学では脚気は感染症だと考えられており、陸軍軍医だった森鷗《おう》外《がい》も感染症説を疑いませんでした。森鷗外はドイツで学んできた気鋭の医学者ですから、陸軍では誰も彼の意見に異を唱えることなどできませんでした。その結果、日清戦争では、戦死者よりも脚気による病死者が圧倒的に多いという有様でした。その後の日露戦争でも脚気患者が二十万人以上出て、三万人弱が死亡しています。

一方、海軍軍医で後に慈恵医大を創設した高木兼寛は、明確な根拠は示せなかったものの、欧米人に脚気が少なく日本人に多いのは栄養に原因があると考えました。彼は、海軍に麦飯やカレーライスを導入して、日清戦争時には脚気による死亡者を一名にまで減らし、日露戦争時には重症の脚気患者もほとんど出しませんでした。後に、脚気は感染症ではなくビタミン欠乏症であることが解明されています。

当時は、高木兼寛の説は主流ではなく、森鷗外を含めて圧倒的に多くの医学者たちは脚気を感染症だと考えていたために、脚気の蔓延《まんえん》を防ぐことができなかったのです。

つまり、森鷗外をはじめとする当時の大半の医学者の医学常識は間違っていたということであり、後に書き換えられたのです。

最近の例で言えば、マーガリンの問題が挙げられます。十年ほど前には、動物性脂肪より植物性脂肪のほうが良いということで、マーガリンが推奨されていました。

ところが、最近はマーガリンは体に悪いということになってきました。二〇一五年の六月にはアメリカのＦＤＡ（食品医薬品局）がマーガリンなどに含まれるトランス脂肪酸の過剰摂取が健康被害を及ぼすとして、トランス脂肪酸を含んだ食品の規制を強化するというニュースも報道されています。昔は推奨されていたマーガリンが、今は悪者扱いされています。

ただ、こうした新たな健康常識も、さらに研究が進むと再び「あれは間違いだった」と書き換えられることになるかもしれません。医学常識というのは、研究途上の現時点での常識であり、変わりうる可能性があるものだという認識が必要です。「健康には○○が良い」というのは、「今わかっている限りでは、健康には○○が良い」という意味です。

私が本書で述べていることも、現時点でわかっていることを前提にしたものであり、将来は変わる可能性があります。

将来は遺伝子情報に基いた治療が広まる可能性がある

現場で医療をしている医者の中には、現在の医学常識に違和感を持っている人が結構います。現場で接している患者さんの状況と医学常識にズレがあるのです。

私自身も高齢者の方の臨床をしていて、人間は遺伝子で規定されている部分がかなり大きいのではないかと感じています。長生きの家系の人は長生きですし、がんの家系の人はがんになりやすい傾向が見られます。両親ともに呆けなかったという人は、高齢になってもあまり呆けません。

統計を取ったわけではありませんので、ある種の勘違いがあるかもしれませんが、家系の影響はかなり大きいように思います。他の医者に聞いてみても、そう感じている医者はたくさんいます。

あくまでも確率論ですが、身内でがんになっている人がいる家系はがんになる確率が高く、身内で脳卒中になっている人が多い家系では脳卒中になる確率が高いということは、ある程度確認されています。そういう点からすると、タバコを吸っていても百歳まで生きた父親を持っている人は、タバコを吸い続けていても百歳まで生きられる確率は高いかもしれません。

いずれにしてもまだはっきりとはわかっていませんが、遺伝情報の解析が進むと明確になることでしょう。

もしかすると、大半のことは遺伝子ですでに規定されている可能性もあります。我々が知っている医学常識を実行しようがしまいが、遺伝子には敵《かな》わないということが、この十年くらいで明確になってくるかもしれません。

現在でも、いくつかの分野ではＤＮＡ診断によって病気の確率を予測できるようになっていますが、さらにＤＮＡの研究が進むと「この遺伝子配列を持っている人は、血圧が高いのを放っておくと脳卒中になりやすい」とか「あなたは、遺伝子配列から見て血圧が高くても脳卒中にはなりにくい」という細かい予測ができるようになるはずです。

そういうことが可能になれば、遺伝子情報に合わせて、その人にとって最適な医療、最適なライフスタイルが提案されるようになると思います。「あなたは、脳卒中になる確率は低いから、血圧が基準値より高めでも血圧の薬を飲む必要はありません。ただ、肺がんになる確率は高いから、タバコはすぐにやめたほうがいいですよ」といった個別の医療ができるはずです。あるいは同じ血圧の高い人にでも、どの薬が一番いいかもわかるようになることでしょう。

おそらく、近い将来の医学は、検査数値を調べるよりも前に自分の遺伝子を調べてもらい、それに合わせた医療を考える時代になるのではないかと思います。そうなれば、検査数値至上主義の医学も見直される可能性があります。「今まで薬を飲んで数値を下げてきたのに、あれはいったい何だったんだ」とか「我慢して食事を制限していたのに、今までの努力は何だったんだ」と後悔する人も出てくるかもしれません。

その時代が十年先に来るのか、二十年先に来るのかはわかりませんが、その時代になると、今我々が信じ込まされている中途半端な医学常識は覆される可能性があります。

そういう意味では、現在の医学常識はDNAの解析が終わるまでの「過渡期の医学常識」と言っていいだろうと思います。医学の進歩が中途半端な段階にありますので、医学常識も中途半端です。もちろん、DNAの解析が終わってからも医学はどんどん進歩するはずです。

健康食品の通販などでは、「最新医学によって解明された効果的なサプリメント」などという謳《うた》い文句が多々ありますが、最新医学といっても過渡期の中途半端な医学に過ぎませんから、あまり効果を信じ込み過ぎないほうがいいだろうと思います。

新しい医療の知識を受け入れる柔軟性を持とう

医者や医学者の中には、現在の医学が絶対に正しいと思っている人がたくさんいます。医者自身が現代医学に洗脳されてしまっている状態です。むしろ、本来なら今より医学を発展させなければいけない大学の医学部の教授のような人に、そういう人が多いように思われます。

医学に限ったことではありませんが、科学というのは過去を塗り替えることによって進歩・発展してきました。その発展を担ったのがノーベル賞受賞者たちです。彼らは、それまでの常識を疑い、常識を覆す発見をして科学を進歩させてきました。

現在の科学常識を信じている人には、新たなものは生み出せません。日本には現代医学を信じて疑わない医学者が多いため、医学分野でノーベル賞を取る人が少ないのではないかと思います。

世界中の医学者たちは、ノーベル賞を受賞できるかはともかくとして、現在の医学常識を覆すために必死になって研究しています。ですから、医学常識は覆されるのが当たり前なのです。

これはどの分野も基本的には同じではないでしょうか。

例えば、アップルは、ｉＰｏｄ、ｉＰｈｏｎｅ、ｉＰａｄ、アップルウォッチなど様々な新製品を発売してきましたが、多くの人は「一年後にはもっといいものが出ているだろう」と想像しながら購入しています。来年にはもっといい製品ができているはずだけれども、今欲しいから買うのです。

二〇一四年にトヨタ自動車は水素自動車「ミライ」を発売しました。水素自動車が今後進歩しないと思っている人はまずいないと思います。五年後、十年後にはさらに優れた水素自動車が発売されていることでしょう。それでも、今ミライを買いたいという人はいます。発展途上の技術であり、何年か後には古くなっているかもしれないけれども、それをわかった上で購入するわけです。

医療との付き合い方も同じように考えていただくといいと思います。今の医学は、最先端医学だとしても発展途上にある医学です。何年か経つと古い医学になっています。それをわかった上で、自分の受ける医療を選択するのが賢明です。

今の医学を信じ過ぎていると、医学常識が覆されたときにガッカリしますから、「医学とは変わっていくものだ。医学常識が覆されたのは医学が進歩した証拠だ」くらいに考えておいたほうがいいと思います。

もちろん、「現在の医学を全否定して、破天荒な生活をしたほうがいい」と言っているわけではありません。今のところ、現時点での最新の医学を信じるけれども、来年「それは違うよ。もう古いよ」と言われても驚かないようにしておくということです。その上でいつでも新しい学識を受け入れられる柔軟性を持つことです。

医学常識というものは、確定されたものではなく、研究が進むにつれて変わっていくものです。医者が「これが最新の医学だ」と言っても、それは、あくまでも発展途上の現時点での最新の医学に過ぎません。

それをわかった上で、現在選択できる医療の中から、自分の望む生き方に一番適した医療を選んでいってはどうでしょうか。

和田秀樹（わだ・ひでき）

国際医療福祉大学大学院教授。川崎幸病院精神科顧問。和田秀樹こころと体のクリニック院長。1960年、大阪市生まれ。東京大学医学部卒業。東京大学医学部付属病院精神神経科助手、米国カール・メニンガー精神医学校国際フェロー、浴風会病院精神科を経て現在に至る。著書に『人と比べない生き方』(SB新書)、『働きながら、親をみる』(PHP研究所)、『先延ばしをやめる本』(だいわ文庫)、『悪口を言う人は、なぜ、悪口を言うのか』(ワック)、『感情的にならない本』(新講社)、『「思考の老化」をどう防ぐか』『受験は要領』(PHP文庫)、『数学は暗記だ！』(ブックマン社）など多数がある。

だから、これまでの健康・医学常識を疑え！

2015年9月11日　初版発行

著　者　和田　秀樹

発行者　鈴木　隆一

発行所　ワック株式会社
東京都千代田区五番町4-5　五番町コスモビル　〒102-0076
電話　03-5226-7622
http://web-wac.co.jp/

印刷製本　図書印刷株式会社

ISBN978-4-89831-725-9